协和患者宣教丛书

胶质瘤护理手册

主 编 张 毅 王立君

U0224291

中国协和医科大学出版社
北京

图书在版编目（CIP）数据

胶质瘤护理手册/张毅，王立君主编.—北京：中国协和医科大学出版社，2020.11
（协和患者宣教丛书）
ISBN 978 - 7 - 5679 - 0740 - 9

Ⅰ.①胶… Ⅱ.①张… ②王… Ⅲ.①脑肿瘤 - 神经胶质瘤 - 护理 - 手册 Ⅳ.①R473.73 - 62

中国版本图书馆 CIP 数据核字（2020）第 172560 号

协和患者宣教丛书
胶质瘤护理手册

主　　编：张　毅　王立君
责任编辑：雷　南

出版发行：**中国协和医科大学出版社**
　　　　　（北京市东城区东单三条 9 号　邮编 100730　电话 010 - 65260431）
网　　址：www.pumcp.com
经　　销：新华书店总店北京发行所
印　　刷：北京玺诚印务有限公司
开　　本：787 × 1092　　1/32
印　　张：9
字　　数：150 千字
版　　次：2020 年 11 月第 1 版
印　　次：2020 年 11 月第 1 次印刷
定　　价：39.00 元
ISBN 978 - 7 - 5679 - 0740 - 9

作者名单

主　编　张　毅　　王立君

副主编　赵海艳　　孙　爽　　姜雯雯　　许冬蕊

编　者　王燕燕　　宁小菲　　玉　晶　　郭金竹

　　　　李海燕　　韩建华　　刘　戈　　王吉珂

　　　　武　静　　祁继伟　　张　岭　　刘　颖

　　　　肖志源　　卢　津　　孙孟佳　　孙雪飞

　　　　薄红梅　　丛　楠　　吕　妍　　孙燕霞

　　　　袁颖慧　　张伟娜

前　　言

　　胶质瘤是颅内最常见的恶性肿瘤，患病后患者的身体和心理都承受巨大的创伤，患者家庭也会受到极大影响。面对身体的改变如何有效地控制症状、减轻疼痛？目前有哪些治疗方式？手术后如何对患者进行家庭照护？如何帮助患者树立对抗疾病的信心？作为家属如何和患者进行沟通？有哪些渠道可以获取有价值的信息和帮助？一系列的问题接踵而来。对疾病的恐惧、未知、不确定感让患者和家属迷茫无助，甚至出现病急乱投医的情况，导致延误病情，错失最佳治疗时机。正确认识胶质瘤的护理，了解必要的知识，有助于患者及家属更好地应对疾病。

　　为了更好地服务于胶质瘤患者及家属，《胶质瘤护理手册》汇集了临床护理中，患者及家属关注和咨询的406个问题，从门诊、确诊、住院、居家照护、放疗及化疗、复查、其他治疗方式及信息、安宁疗护等方面对胶质瘤患者的护理进行解答。

编者

2020 年 8 月 1 日

目　　录

第一篇　门　　诊

第二篇 确 诊

第三篇　住　　院

第四篇　居家照护

第五篇　放疗、化疗

第六篇 复 查

第七篇 其他治疗

第八篇　其他信息及安宁疗护

第一篇 门　　诊

第一章 疾病认知

1. 人脑是什么样子？

人脑由大脑、小脑、间脑、脑干组成（图1）。

大脑分为左右两个半球，由神经纤维构成的胼胝体相连。大脑半球表层为灰质，称为大脑皮层（大脑皮质）。皮质深部由神经纤维形成的髓质或白质构成，内部腔隙叫侧脑室，充满脑脊液。大脑半球表面呈现不同的沟或裂，沟裂之间隆起的部分叫脑回。脑沟脑回就像一块皱拢起来的绸布，展平后的面积约为2250平方厘米，即半张普通报纸大小。沟和裂将大脑半球分为5叶，即额叶、颞叶、顶叶、枕叶和脑岛（图2），人脑中的主要成分是血液，占到80%，大脑虽只占人体体重的2%，但耗氧量达全身耗氧量的25%，血流量占心脏输出血量的15%，消耗的能量大约相当于25瓦电功率。

小脑（cerebellum）位于大脑及枕叶的下方，恰在脑干的后面，是脑的第二大部分。小脑也由左右两个半球构成，表层是皮质，其下是白质。在功能方面，小脑和大脑皮层共同控制肌肉的运动，调节姿势与身体的平衡。

间脑由丘脑与下丘脑构成。丘脑负责感觉的中继，

笔记：

运动控制等；下丘脑可保持身体的恒常性、控制自律神经系统、影响情绪反应等。

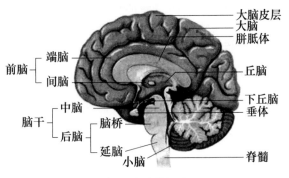

图1　人脑的组成

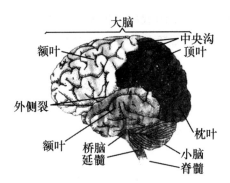

图2　大脑半球分为5叶

脑干（brainstem）上承大脑半球，下连脊髓，呈不规则的柱状形。脑干主要功能是维持个体生命，包括心跳、呼吸、消化、体温、睡眠等重要生理功能。

笔记：

2. 大脑有哪些作用？

大脑支配人的一切生命活动：语言、运动、听觉、视觉、情感表达等。它能够调节消化、呼吸、循环、泌尿、生殖、运动等中枢。大脑是一切思维活动的物质基础：观察力、思维力、记忆力、想象力、认知理解、判断推理、语言表达、社会活动等。

3. 脑肿瘤是什么？

脑部肿瘤是指生长在颅腔的新生物，又称颅内肿瘤、脑癌，可起源于脑、脑膜、神经、血管及脑附件，或由身体的其他组织或脏器的肿瘤转移侵入颅内形成，大都会产生头痛、颅内高压及局灶性症状。

4. 什么是胶质瘤？胶质瘤和脑瘤之间是什么关系？

胶质瘤是指组织学特征与正常胶质细胞（即星形胶质细胞、少突胶质细胞和室管膜细胞）相似的肿瘤。脑胶质瘤是指起源于脑神经胶质细胞的肿瘤，是最常见的原发性颅内肿瘤。

5. 胶质瘤是良性肿瘤还是恶性肿瘤？

根据世界卫生组织对胶质瘤的分级，Ⅰ级胶质瘤一般不被称为恶性肿瘤；Ⅱ～Ⅳ级的胶质瘤即是常说的恶

笔记：

性肿瘤；其中，Ⅱ级胶质瘤属于低级别胶质瘤，一般也称为低度恶性肿瘤，但是可以向高级别胶质瘤转化。

6. 胶质瘤有哪些类型？

按肿瘤细胞的形态学与正常脑胶质细胞的相似程度可进行如下主要分类：星型细胞肿瘤，包括星形细胞瘤、间变性星形细胞瘤、胶母细胞瘤、毛细胞型星形细胞瘤、室管膜下巨细胞型星形细胞瘤；少突胶质细胞肿瘤，包括少突胶质细胞瘤、间变性少突胶质细胞瘤；混合性胶质瘤，包括混合性少突星形细胞瘤、间变性少突星形细胞瘤；室管膜肿瘤，包括室管膜瘤、间变性室管膜瘤、黏液乳头型室管膜瘤、室管膜下室管膜瘤；松果体肿瘤；胚胎性肿瘤；神经元胶质细胞瘤；来源未明的神经上皮肿瘤。

7. 胶质瘤好发于哪些部位？

胶质瘤可以发生在我们脑内的任何部位，常见的部位包括额叶、颞叶、枕叶、海马，也可发生于小脑、脑干。病变可能累及一个脑叶，也可能累及两个至多个脑叶。成人胶质瘤常见于大脑半球，儿童胶质瘤常见于小脑半球。部分胶质瘤可能发生脑室内和椎管内播散。有4%的胶质母细胞瘤在获得诊断时，可发生椎管内播散转移。

笔记：

8. 胶质瘤的发病率是多少?

胶质瘤占颅脑肿瘤的 40%~50%,年发病率为 3~8 人/10 万人口,不同类型的胶质瘤发病率各不相同,其中以星形细胞瘤最多见。胶质瘤 5 年病死率在全身肿瘤中仅次于胰腺癌和肺癌。

9. 胶质瘤好发于什么年龄?

胶质瘤可发生于任何年龄组,不同类型的胶质瘤好发年龄也不相同。星形细胞瘤好发于青壮年;胶质母细胞瘤好发于中老年,是成人最常见的恶性原发性脑肿瘤,诊断时中位年龄为 64 岁;而髓母细胞瘤多见于幼儿和青少年。

10. 什么是星形胶质细胞瘤?

脑部肿瘤发生于脑中的正常细胞转变为异常细胞,并出现生长失控时。脑部肿瘤可根据肿瘤细胞看上去像哪种细胞来命名。星形胶质细胞瘤是以一种叫"星形胶质细胞"的细胞来命名的。

星形胶质细胞瘤有不同的类型:一些生长缓慢,其他一些则生长迅速;缓慢生长的星形胶质细胞瘤有时可转变为快速生长的星形胶质细胞瘤。随着星形胶质细胞瘤的生长,它会扩散至健康的脑部组织,还可导致脑肿胀,均会引起症状。

笔记:

11. 什么是少突胶质细胞瘤？

少突胶质细胞肿瘤包括少突胶质细胞瘤和间变性少突胶质细胞瘤，起源于大脑白质的少突胶质细胞。主要发生于成人，男性发生率稍高于女性，病人常以局灶性癫痫为首发症状，其他症状因肿瘤部位而异。

12. 什么是胶质母细胞瘤？

胶质母细胞瘤是星形细胞肿瘤中恶性程度最高的胶质瘤，也被称为多形性胶质母细胞瘤（glioblastoma multiforme，GBM），是一种快速生长型的脑部肿瘤。GBM可为原发性，亦可呈继发性，肿瘤位于皮质下，多数生长于幕上大脑半球各处，呈浸润性生长，常侵犯几个脑叶，并侵犯深部结构，发生部位以额叶最多见。

13. 什么是室管膜瘤？

室管膜瘤是指肿瘤细胞起源于脑室、脊髓中央管或脑内白质的室管膜细胞的一类中枢神经系统肿瘤。室管膜瘤的男性发生率高于女性。室管膜瘤多数都能完全切除，并且在完全切除后预后良好。

14. 什么是髓母细胞瘤？

髓母细胞瘤是儿童颅内恶性肿瘤中最常见的类型，它常发生于后颅窝的小脑蚓部，多来源于小脑神经元祖

笔记：

细胞、小脑颗粒细胞祖细胞或者胚胎发育早期的神经系统的多能祖细胞。最常见的是小脑功能障碍和颅内压升高的症状和体征。

15. 什么是视神经胶质瘤?

视神经胶质瘤多发生于儿童,发生率相对较低。大约有1/3的视神经胶质瘤仅局限于一侧视神经,2/3的患者还联合有视交叉、下丘脑、第三脑室及视束的侵犯,对于局限于一侧视神经的肿瘤,手术完全切除是首选。

16. 什么是间变胶质瘤?

间变胶质瘤指的是胶质瘤缺乏分化,核异型性显著,经常伴有血管增生,具有侵袭生长的特性。

17. 胶质瘤如何分级? 各级代表的意义是什么?

世界卫生组织中枢神经系统肿瘤分类将胶质瘤分为Ⅰ~Ⅳ级,级别越高,提示恶性程度越高。生长缓慢的肿瘤(Ⅰ级和Ⅱ级)被称为低级别胶质瘤,而进展更快的肿瘤(Ⅲ级和Ⅳ级)被称为高级别胶质瘤。

18. 什么是低级别胶质瘤?

世界卫生组织分级中的Ⅰ级和Ⅱ级胶质瘤为低级别胶质瘤。胶质瘤分化良好,患者的预后相对较好。

笔记:

Ⅰ级：一般为良性，如毛细胞性星形细胞瘤、室管膜下巨细胞星形细胞瘤、原浆型星形细胞瘤、室管膜下瘤等。

Ⅱ级：是低度恶性的胶质瘤，包括一般的星形胶质细胞瘤、少突胶质细胞瘤和混合（少突－星形）细胞瘤、室管膜瘤等。

低级别脑胶质瘤约占脑胶质瘤的30%，患者的发病年龄比高级别脑胶质瘤年轻，常位于或靠近重要功能区，如运动、语言、视空间和记忆等脑区。

19. 什么是高级别胶质瘤？

世界卫生组织分级中的Ⅲ级和Ⅳ级为高级别胶质瘤。胶质瘤进展快，患者预后较差。

Ⅲ级：主要为间变性星形细胞瘤，间变性少突胶质细胞瘤，间变性少突－星形细胞瘤等。

Ⅳ级：主要为胶质母细胞瘤、髓母细胞瘤等。

20. 胶质瘤会转移吗？

胶质瘤可能发生转移，既可以通过神经纤维和脑脊液转移，也偶尔通过血液转移，但非常少见。在各类胶质瘤中，髓母细胞瘤相对容易发生转移，主要是沿脑脊液发生全脑全脊髓播散，也有可能出现骨和肺转移。

总体来说，胶质瘤发生中枢神经系统外转移播散的

笔记：

概率较小，但中枢神经系统内播散并不罕见。一旦发生播散，则提示患者病情加重。

21. 胶质瘤会遗传吗？

虽然不能排除胶质瘤发病与遗传因素相关性，但目前证据不足以证明胶质瘤会遗传。胶质瘤的发病机制尚不明确，但胶质瘤家族史的人发病的可能性有一定程度的提高。但总体来说，其发病率仍然非常低。

22. 胶质瘤会长大吗？胶质瘤的生长速度快吗？

胶质瘤会长大。一般来说分级越高，肿瘤生长也就越快，患者的预后也就越差。除此之外，放疗、化疗和免疫治疗等不同治疗方法也会影响胶质瘤的生长速度，因此这点很难确切估计。一般来说，低级别胶质瘤的生长相对缓慢。

23. 胶质瘤是什么原因引起的？和哪些生活环境、生活习惯有关？

胶质瘤发病机制尚不明确，一般认为和生活方式、遗传因素、个人免疫状态都有相关性。目前认为某些胶质瘤可能与遗传、辐射、情绪、外伤、病毒感染等因素有一定关系。暴露于高剂量电离辐射和某些基因遗传突变是已明确的两个因素。此外，摄入亚硝酸盐、感染病毒或细菌等也可能与脑胶质瘤的发生相关。

笔记：

24. 胶质瘤和使用手机有关吗？胶质瘤患者可以使用电子产品吗？

目前普遍认为正常使用手机应该比较安全，但长时间使用手机可能会增加胶质瘤的发生率。使用移动电话是射频（RF）辐射暴露的一个来源，世界卫生组织目前将 RF 分类为对人类可能致癌。有研究表明使用移动电话与脑胶质瘤患病风险轻微升高有关，但是数据的准确性受到了质疑。

虽然胶质瘤患者可以使用电子产品，但仍有节制的使用。部分胶质瘤患者有癫痫症状，长时间使用电子产品有可能导致患者过度疲劳，诱发癫痫；显示屏的屏闪也有可能诱发光敏性癫痫。

25. 胶质瘤严重吗？如果不治疗会怎么样？

一旦确诊为胶质瘤，无论是否出现症状，必须进行治疗。一些非功能区胶质瘤可能早期无症状，但晚期进行治疗不仅手术困难度高，危险性大，术后还常伴有神经功能缺失。如发现后不治疗，随着肿瘤生长，会有颅内压增高或压迫侵犯功能区，增加手术风险，甚至肿瘤的病理级别也会发生改变。因此，一旦确诊为胶质瘤，必须要配合医生进行正规治疗。

26. 胶质瘤可以治愈吗？

胶质瘤是否可以治愈取决于肿瘤能否完全切除。I级

笔记：

胶质瘤的瘤体边界清楚，如果位于非功能区，可以做到全切。肿瘤完全切除后，即使术后不加行放、化疗，复发率也较小，但仍需遵医嘱治疗复查，避免复发。Ⅱ级或Ⅱ级以上的胶质瘤成侵袭性生长，目前仅能在手术显微镜下操作，做到全切非常困难，肿瘤复发很难避免，强行扩大切除有可能会造成神经功能缺失症状。

27. 胶质瘤会复发吗？多久会复发？

Ⅰ级胶质瘤如果能够做到肿瘤完全切除，即使术后不加行放、化疗，复发率也很小。少数Ⅱ级胶质瘤，尤其是少突胶质细胞瘤，如果发现较早，手术切除比较彻底，结合放、化疗，也有可能根治。但多数Ⅱ级或Ⅱ级以上的胶质瘤，尤其是来源于星形胶质成分的胶质瘤，多数会复发。首次复发时间多在 2 年左右，星形细胞瘤的复发时间一般比少突胶质细胞瘤短。

28. 胶质瘤有哪些治疗方式？胶质瘤哪种治疗方式最好？

常见有手术治疗、放射治疗、化疗、靶向治疗、免疫治疗、电场治疗、中医治疗等治疗方法。治疗方式本身无好坏之分，每种方式都有自身优势，但同样也会有相应并发症，不同患者应根据自身状况采取个性化治疗方案。

胶质瘤手术治疗：原则是最大范围安全切除，其目

笔记：

的为解除或缓解因胶质瘤引发的相关症状，为后续综合治疗提供条件。

放射治疗：通常是在明确肿瘤病理后，采用 6～10MV（能量单位）直线加速器，常规分次、择机进行。

化学治疗：通过药物杀灭肿瘤细胞。

靶向治疗：药物进入体内会特异地选择致癌位点结合，使肿瘤细胞特异性死亡，而不会波及肿瘤周围的正常组织细胞。

免疫治疗：针对机体低下或亢进的免疫状态，人为地增强或抑制机体的免疫功能以达到治疗疾病目的。

电场治疗：通过抑制肿瘤细胞有丝分裂发挥抗肿瘤作用。

中医治疗大多是作为辅助方法应用于一些年老体弱、无法耐受手术的患者以及胶质瘤晚期处于恶病质的患者之中。

29. 目前对于胶质瘤的治疗国内外差别大吗？

目前国内主流的治疗方案与欧美等国家一致：都是在手术基础上，辅以放疗及化疗。目前国外新兴的电场治疗内地尚未准入，但已在香港地区引进。而国内提出的中医及中药治疗方法在国际上尚未被认可。

30. 胶质瘤的主要治疗原则和治疗策略是什么？

目前标准治疗方法是手术并辅以放疗及化疗。对于

笔记：

某些复发胶质瘤患者还可以结合靶向治疗。胶质瘤治疗一般本着微创的原则，综合利用现代神经影像学检查、术中导航、唤醒麻醉、术中脑电生理监测、功能定位等技术手段，在确保患者语言、运动等神经功能的情况下，通过手术最大程度地切除肿瘤组织，为后续治疗打下良好的基础；然后结合分子病理学检查，制定相应的放疗、化疗方案，并可辅以分子靶向治疗，从而做到针对不同患者的个体化治疗。

31. 网上有很多胶质瘤推荐治疗的手段，该怎样选择适合自己的？

脑胶质瘤治疗需要神经外科、神经影像科、放射治疗科、神经肿瘤科、病理科和神经康复科等多学科合作，遵循循证医学原则，优化和规范个体化综合治疗方案，尽可能延长患者的无进展生存期和总生存期，提高生存质量。

为使患者获得最优化的综合治疗，医生需要对患者进行密切随访观察，定期影像学复查，兼顾考虑患者的日常生活、社会和家庭活动、营养支持、疼痛控制、康复治疗和心理调控等诸多问题。所以选择治疗方案要在医患以及家属充分沟通和反复讨论的基础上完成，随着疾病的发展而变化，不应一概而论。

网上推荐的治疗手段往往针对共性的问题，且信息来源不明。患者和家属可以参考这些信息，但是选择最

笔记：

终治疗方案应考虑自身的需求后，与医生充分沟通，争取得到个体化的、可行的，并使患者最大受益的治疗方案。

32. 胶质瘤治疗应该选择什么样的医疗机构？比较好的就医选择策略是什么？

由于患者的治疗方案常常需要多学科合作，因此选择有资质的医疗机构尤为重要的。建议选择县级、市级三甲医院或者专科医院就诊，后续的康复治疗或者晚期的姑息治疗可以选择当地医疗机构。脑胶质瘤跟其他的肿瘤治疗基本相同，主要治疗方法包括手术、放疗、化疗，对于某些复发患者还可以结合靶向治疗。

33. 胶质瘤治疗大概需要花多少钱？

治疗费用与肿瘤大小、位置、类型、分级、治疗方法、患者自身基础疾病情况及术后并发症情况等均有关系。治疗方法和用药选择上为产生费用差距的主要因素。除手术治疗外，后续的放疗、化疗以及靶向治疗仍然需要额外资金支持。

34. 胶质瘤患者能生孩子吗？

育龄女性，一旦诊断为胶质瘤，首先应该配合医生选择合适的治疗方案，治疗完成且病情稳定后可考虑妊娠，但仍需考虑目前治疗是否会让胎儿暴露在危险因素

笔记：

_____

_____

_____

下，影响胎儿的正常发育。

低级别胶质瘤女性患者，在综合治疗结束 1 年后，如患者病情稳定，综合评估短期内不会复发，体检无异常，可以考虑妊娠；高级别胶质瘤患者因为随时都可能会复发，不建议怀孕。成年男性胶质瘤患者在病情稳定的情况下，如无特殊用药及治疗，可以生育。

35. 胶质瘤患者是否需要控制营养，以免肿瘤长大？

有些患者和家属盲目认为增加营养会导致肿瘤生长加快，因而采取限制饮食的方法来控制肿瘤的生长，这种做法是不可取的。虽然胶质瘤的生长依赖人体的营养，但是人体的正常运转和免疫力也需要靠足够营养来维持。

随着病情发展，胶质瘤患者营养状况会逐渐恶化。因此，胶质瘤患者的营养支持一定要引起重视，应给予高蛋白、高热量、高维生素、易消化且营养丰富的食物，尽量增加患者的食欲，满足机体所需营养。

36. 胶质瘤患者生活中有哪些注意事项？

胶质瘤患者要养成良好的生活习惯，戒烟限酒，加强体育锻炼，增强体质。尽量避免感冒、咳嗽、打喷嚏、干呕，保持大便通畅，多吃蔬菜、水果，忌辛辣、刺激、烟熏的食物。有些胶质瘤患者因肢体功能障碍，自主活动受限，需要定时协助更换体位、拍背、鼓励患

笔记：

者咳痰，避免出现压疮及肺部感染。在患者放疗期间应密切注意患者的意识、语言表达、肢体活动等方面是否出现变化，警惕有无脑水肿和脑疝的发生。

对于胶质瘤患者要给予足够的关怀和心理疏导，消除患者的拒治情绪和绝望心理，提高战胜疾病的信心。避免患者过度劳累、过度兴奋、过度紧张或经受过大刺激。

37. 如何预防脑胶质瘤？

大量流行病学的调查研究表明，胶质瘤的发生、发展和其他肿瘤性疾病一样，与遗传易感性、电离辐射、内分泌激素、生活方式及职业暴露等诸多因素有关。而想要远离疾病最好的方法就是做好提前预防措施。预防胶质瘤首先要有健康的生活方式，规律作息，坚持有氧运动，健康饮食，不吃霉变食物，保持摄入食物的多样性。避免接触电离辐射。定期进行身体检查。

38. 得了胶质瘤后生存期是多久？

胶质瘤患者的生存期与肿瘤类型、位置、级别、患者年龄、治疗方案、患者和家属的应对方式都有十分密切的关系。因此分析胶质瘤患者的生存时间需要综合参考多方面因素。成人高级别胶质瘤的 1 年及 5 年生存率分别约为 30% 和 13%，间变性胶质瘤及 GBM 的中位生存时间分别约为 2～3 年和 1 年。低级别肿瘤如果得到

笔记：

有效的治疗，其 5 年与 10 年存活率为 68% 和 39%。

平均生存期只能代表一定人群，不能代表某一个患者，胶质瘤患者需要调整好心态，进行积极的治疗，有获得长期生存的希望。

39. 婴幼儿会得胶质瘤吗?

胶质瘤最早在胎儿时期就可发病，胶质瘤在婴幼儿中发病率很低，但仍有一定的发病率。

40. 门诊前应该做哪些主要准备工作?

门诊就诊前请准备好病历资料，包括简单病史、目前用药情况及曾用药情况、主要不适症状、目前存在并需要解决的问题、其他医院就诊病例、影像学资料、化验单、检查报告单、其他疾病史，便于医生清楚了解患者的病情并节约时间。到医院就诊往往需要化验检查，所以最好保持空腹。

41. 什么叫作多学科诊疗模式（MDT）?

脑胶质瘤是需要多学科综合治疗的疾病，多学科诊疗模式（MDT）应贯穿脑胶质瘤规范诊疗的全过程。脑胶质瘤 MDT 的目标是整合神经肿瘤相关多学科优势，以患者为中心，提供一站式医疗服务，实现最佳序贯治疗。

北京协和医院脑胶质瘤 MDT 是国内最早进行多学

笔记:

科治疗小组（MDT）的团队之一。该团队充分利用北京协和医院作为国家疑难病会诊中心的地位，发挥协和医院综合实力强，各科室紧密合作的优点，涵盖了北京协和医院神经外科、放疗科、放射影像科、核医学科、肿瘤化疗科、病理科、心理医学科以及康复医疗科等多位主任医师，共同为胶质瘤及脑转移瘤患者提供全面、高效、专业的个体化治疗，减少了患者在各科室间的来回奔波，提高了诊疗效率，最大程度使患者受益。当患者来到北京协和医院诊治脑恶性肿瘤时，将接受从手术、放疗、化疗、术后随诊复查等"一条龙"式无缝衔接的系统综合治疗，各种治疗都围绕最大限度有利于延长患者生存期，提高患者生存质量为目的，使患者得到最权威、最规范化、最适合的治疗。

42. MDT 对脑胶质瘤患者可带来哪些获益？

MDT 可为脑胶质瘤患者带来诸多获益：

（1）方便患者就医同时提高了患者对既定诊治方案的依从性。

（2）提高患者进入临床试验的可能性。临床试验是指在人体内进行药物的系统性研究，以确定试验药物的疗效与安全性，临床试验的宗旨是不损害患者利益而又可能给患者带来好处，其安全性和有效性已经得到初步验证。通过进入临床试验，患者有可能获得最新治疗，提前从未上市的新药中获益；可以在住院、检查、治疗

笔记：

和随访方面得到更好的照料和关注，进行规范的治疗和随访；绝大多数临床试验都免费提供试验药物甚至检查，可以大大减轻患者的经济负担。但是临床试验仍存在一定风险：如出现一些副作用、可能被分到对照组等，但总的来说风险相对可控且不会延误患者的治疗。

（3）可改善患者预后。

第二章 症状表现及应对方式

1. 额叶的胶质瘤会有哪些症状?

额叶胶质瘤的临床症状取决于肿瘤部位、生长速度、病理类型等诸多因素。肿瘤体积较大时患者会出头痛、呕吐、视盘水肿等颅压增高症状。

额叶肿瘤多导致精神症状,往往出现较早,但是不容易为人所注意。常表现为记忆力受损及人格的异常改变。有些患者可出现精细运动能力受损(如绣花、穿针连续动作不协调)及言语和行为脱节现象;还可出现额叶性共济失调,表现为坐立、行走障碍、转身不稳,易向病灶对侧倾倒。若肿瘤位于优势半球,可出现部分运动性失语,患者能发出一定言语,但词汇贫乏,言语缓慢,语法错误,常说错话,甚至出现完全运动性失语。当肿瘤位于或靠近额底部,可压迫嗅神经,从而导致嗅觉丧失。亦可出现原发性视神经萎缩和对侧视盘水肿、双侧视盘水肿,患侧视力可迅速下降,甚至完全消失。当肿瘤位于额叶内侧时,可出现尿失禁或排尿紧迫感。由于中央前回位于额叶,受肿瘤所累可出现对侧肢体无力或瘫痪。癫痫发作亦常为首发症状,多为无先兆的癫痫大发作,亦可出现对侧上、下肢或面部的抽搐。也可出现失写症(不能听写和自动书写)、违拗症(对于施

笔记:

加给患者的任何动作都是表示抗拒)、木僵状态(患者不食不语,面部表情常固定不变,对内外刺激无反应)等情况。

2. 颞叶的胶质瘤会有哪些症状?

当肿瘤位于颞叶深部时,由于影响视束或视放射,患者会出现视野改变,视野的变化常为颞叶肿瘤的早期症状之一。肿瘤继续增大时,会发展成为同向性偏盲。当肿瘤位于优势半球的颞上回 41 区、42 区及颞叶后部时,患者会出现失语,这是诊断颞叶肿瘤最可靠的症状之一。另外,颞叶肿瘤向顶枕发展,还往往出现失读、失写、计算不能等症状。

颞叶胶质瘤所致的癫痫大发作的发生率仅次于额叶胶质瘤。部分患者还可出现局限性癫痫发作。颞叶癫痫发作的特点是先兆多样,症状复杂,可有神志恍惚、言语错乱、情绪和定向力障碍、幻觉、错觉、记忆力缺损等。有的患者表现视物变形(变视症)和视物变大(巨视症)等视幻觉。听觉的皮质代表区在颞横回,患者幻听时,可听到声音的变大或变小、钟表声、歌声、鼓声、噪声等。幻听常伴有前庭皮质性眩晕发作和发作性耳鸣。味觉代表区在中央前回最下部,该部受损很少造成味觉障碍,但受到刺激可能出现幻味觉。

精神障碍也是颞叶胶质瘤常见的症状,发生率仅次于额叶胶质瘤。主要症状是人格的改变、情绪异常、类

笔记:

偏狂、记忆力障碍、表情淡漠等。精神症状较多发生于优势半球颞叶广泛而迅速生长的肿瘤。颞叶上部的肿瘤，可以压迫额叶及顶叶的下部而出现面部及上肢的运动或感觉障碍，压迫对侧大脑脚、内囊，可致肿瘤同侧的锥体束征，而产生不同程度的偏瘫。颞叶内侧肿瘤，可以压迫中脑而发生动眼神经麻痹。颞叶肿瘤压迫颈动脉交感神经丛时，可出现霍纳综合征，表现为瞳孔缩小、眼睑下垂、眼裂狭小、眼球内陷、患侧额部无汗。基底节受累时出现对侧肢体震颤、手足徐动症、麻痹性震颤综合征。侵犯岛叶时可有自发性内脏痛等。

3. 顶叶的胶质瘤会有哪些症状？

顶叶胶质瘤患者中央后回顶上小叶被广泛破坏常常会出现感觉障碍。如患者在闭眼情况下，对手里所握持的物体，虽然能感觉到，但不能判断该物体的重量，大小，形状，质地等。有些患者对自体结构的认识发生困难，这种现象尤其右侧顶叶病变多见，临床表现甚多，如患者对自己的偏瘫漠不关心，不注意，好像与己无关，毫无焦虑之意。当顶叶后下部的角回、缘上回以及顶叶移行于枕叶部位的病变时，其临床表现主要以手指失认症、左右失定向症、失写、失算为主。手指失认症最多见，常为两侧性。嘱患者出示指定的手指，则手辨认不能，对手指使用混乱，尤其以拇指、小指、中指最为严重。左侧大脑半球顶枕叶病变时常致失读症，即

笔记：

阅读能力丧失，同时伴有书写能力障碍。顶叶胶质瘤所致之癫痫发作多为局限性发作，且常为感觉性，表现为病灶对侧发作性感觉异常，首发部位以拇指和示指多见，但足部开始者也并非少见，以阵发性麻木，触电样感觉或疼痛为主，向固定方向扩展，但也可为运动性呈局限性肌痉挛或阵挛，或先以感觉症状开始继以运动性症状发作，甚至演变为癫痫大发作。顶叶胶质瘤时常出现病变对侧肢体的偏瘫或单瘫，瘫痪并非顶叶本身的症状，是肿瘤向前侵及运动区所致。

4. 枕叶的胶质瘤会有哪些症状？

枕叶胶质瘤不常见，常会出现视幻觉，多表现为在病灶对侧视野出现单纯性幻视。而枕叶外侧面病变则可产生复杂的物形幻觉。枕叶病变出现癫痫时，患者常有头和眼向对侧转动。有些患者可出现偏盲、视觉失认等。左侧枕叶的视觉联合区（18、19）区受损导致管理视觉认识和视觉记忆的功能障碍，表现为患者虽能看，但对熟悉的人、物、颜色等不能识别或不能记忆，即主侧枕叶病变可发生失读症（失认症）。

5. 脑干的胶质瘤会有哪些症状？

脑干胶质瘤起病多呈亚急性，以共济失调、脑神经损伤及长束征为典型的三大主征。共济失调主要表现为站立、行走不稳，肢体协调性差、语言含糊不清等；脑

笔记：

神经损伤表现与肿瘤生长位置有关；长束征即薄束楔束、脊髓丘脑束、皮质脊髓束等脊髓内长束损伤表现，包括肌力下降、肌张力增高、腱反射亢进、病理反射阳性等。

（1）中脑胶质瘤：可累及动眼神经、滑车神经，出现复视、上睑下垂、瞳孔散大、眼向外下斜等表现。

（2）脑桥胶质瘤：可累及三叉神经，造成面部感觉异常、角膜反射减退、咀嚼乏力；累及外展神经造成同侧眼球外展活动受限，出现复视；累及面神经可出现周围性面瘫，表现为同侧额纹消失、鼻唇沟变浅、张口偏斜；累及前庭神经表现为头晕、耳鸣、听力下降等。

（3）延髓胶质瘤：累及后组脑神经，表现为饮水呛咳、声音嘶哑、吞咽困难、颈部僵硬不适等；累及舌下神经表现为伸舌困难、舌肌萎缩等。此外，累及丘脑者可出现嗜睡、健忘、精神改变；后期可引起颅内压增高，出现头痛、呕吐、复视等表现；儿童可有多梦、呓语、夜间盗汗、梦游、情绪及性格改变等非典型临床表现。

6. 丘脑的胶质瘤会有哪些症状？

丘脑和丘脑周围区胶质瘤早期表现为颅内压增高，与肿瘤压迫室间孔、第三脑室和导水管有关。另外，患者还可以出现病变对侧半身运动和/或深浅感觉障碍，精神障碍；病变对侧偏盲；四叠体受压（双侧瞳孔不等大，对光反射迟钝，双眼上视不能，眼球震颤）和下丘脑受损症状（嗜睡、肥胖、多饮多尿）。

笔记：

7. 小脑的胶质瘤会有哪些症状？

小脑胶质瘤分为小脑半球及小脑蚓部胶质瘤。早期因颅内压增高会出现喷射性呕吐，而该呕吐不同于胃肠道不适引起的呕吐，常常为喷射状改变。颅内压升高还会出现视盘水肿，导致视力受损。有些患者由于小脑长期受到肿瘤组织的压迫，出现头痛及一些精神症状，比如记忆力减退，思维能力减弱等，严重者甚至出现精神分裂的症状。肿瘤占位还会导致脑脊液循环不畅，形成脑积水。因为小脑是掌控了人体的平衡功能的重要部位，患者可以出现步态不稳等失平衡表现。

8. 胶质瘤患者为什么会出现头痛？

正常的颅内压力是由脑组织、脑脊液和血液共同维持的，而胶质瘤在颅内生长到一定体积会导致颅内压逐渐增高，压迫、牵扯颅内疼痛敏感结构如血管、硬膜而产生头痛；有时脑神经或交感神经向心纤维被肿瘤直接压迫甚至损害，也会导致头痛；少数头痛情况是由颅骨、脑膜的继发性炎症而产生。

9. 胶质瘤患者头痛有哪些特点？

胶质瘤患者头痛多数为钝痛，也有跳痛、胀痛；部位多在额颞部和枕部，与肿瘤所在位置并不一致，但也可主要在患侧。头痛开始为间歇性，常在晨起出现，活

笔记：

动后减轻后消失。随着肿瘤的发展，头痛时间可延长而成为持续性。

10. 出现头痛怎么办？

当出现头痛或头痛加剧时需卧床休息，头部抬高30度左右，有利于减轻脑水肿，降低颅内压；保持呼吸和大便通畅，避免咳嗽、打喷嚏、用力排便等可能增加颅内压的因素；适当控制饮水量和补液量，成人24小时约2000ml；头痛严重时可按医嘱增加激素（如泼尼松、地塞米松）及降颅压药物（如甘露醇、甘油果糖、甘油合剂）剂量；必要时需要及时行手术治疗。

11. 应用激素期间有哪些注意事项？

激素对缓解脑水肿症状具有一定的作用，但是在长期的应用过程中也会出现副作用。

（1）激素破坏胃黏膜，刺激胃酸分泌，形成胃炎或胃溃疡，所以使用激素时应使用一些保护胃黏膜的药物，来防止这一副作用。长期应用激素治疗者尤应注意此点。

（2）使用激素后骨钙游离，形成骨质疏松，应用激素治疗者要长期补充钙剂。

（3）激素使得体内钠盐潴留，钾盐排泄增加，水分增多，增加血管压力，引起高血压，所以激素治疗的患者要低盐饮食，同时补充氯化钾。使用10毫克以上激素的患者，不要随意自行停药，以免出现肾上腺皮质功

笔记：

能衰竭现象。

（4）激素使机体的脂肪重新分布，血脂升高，形成向心性肥胖（脂肪堆积在躯干部位），可引起心血管疾病，目前只能用控制激素用量和进行心血管疾病的治疗应对此点。

12. 胶质瘤患者为什么会出现恶心、呕吐？

导致胶质瘤患者出现恶心、呕吐的原因有很多，一方面是由于颅内压增高导致延髓呕吐中枢或迷走神经受刺激所致；另一方面是随着病情加重，癌细胞也随之发生扩散和转移，直接影响患者的消化系统，导致消化系统紊乱；除此之外，也可能是由于治疗引起的呕吐。临床上放化疗是治疗晚期脑胶质瘤常见的方法，但是由于放化疗不具有选择性和识别性，所以在抑杀癌细胞的同时，常常还会对正常的免疫细胞和组织造成损伤，产生一系列副作用，比较常见的就是恶心、呕吐、食欲不振等消化道不良反应。

13. 胶质瘤患者恶心、呕吐有哪些特点？

呕吐多发生在清晨空腹时，呕吐前可有或无恶心，且常伴有剧烈的头痛、头晕。喷射性呕吐多因颅内压增高刺激呕吐中枢引起。小儿颅后窝肿瘤出现呕吐较早且频繁，常为唯一的早期症状，易误诊为胃肠道疾病，故小儿出现频繁呕吐时，应做详细的神经系统检查，以防漏诊。

笔记：

14. 出现恶心、呕吐怎么办？

出现恶心的症状时，需要头高位卧床休息，避免剧烈活动，进食清淡、可口、易消化食物，可少量多餐；出现呕吐时，将头偏向一侧，家属协助及时清理患者口鼻腔内呕吐物，避免进食药物和食物，以免造成误吸；按医嘱使用治疗恶心、呕吐的药物以及降低颅内压的药物；另外，患者需保持心情愉悦，可采取转移注意力的方法（如听音乐、聊天、按摩）减轻患者的不适症状。

15. 胶质瘤患者为什么会出现癫痫发作？

许多脑肿瘤患者疾病初期已出现癫痫，甚至出现在头痛、呕吐等颅内压增高症状之前。脑肿瘤引起的癫痫是由于肿瘤的压迫或刺激，肿瘤周围的脑组织产生水肿或肿胀，继之缺氧和供血不足，最后脑组织萎缩或硬化，使肿瘤周围的神经细胞处于过敏状态，易受内外因素的影响而致突然的、短暂的放电，引起癫痫。

16. 所有胶质瘤患者都会出现癫痫发作吗？

并非所有胶质瘤患者都会出现癫痫发作，但出现癫痫发作的胶质瘤患者比例很高。65%～90% 的低级别胶质瘤患者以癫痫为主要症状，高级别胶质瘤患者中比例下降，但仍可达30%～60%。

笔记：

17. 胶质瘤患者癫痫发作时症状是怎样的？

胶质瘤患者癫痫发作最常见有五大类型：①失神发作（小发作）：突发性精神活动中断，意识丧失、可伴肌痉挛或自动症。一次发作数秒或 10 余秒。②复杂部分性发作（精神运动性发作）：精神感觉性、精神运动性及混合性发作。多有不同程度的意识障碍及明显的思维、知觉、情感和精神运动障碍，可有神游症、夜游症等自动症表现，有时在幻觉、妄想的支配下发生伤人、自杀等暴力行为。③全身强直 - 阵挛发作（大发作）：突然意识丧失，继之先强直后阵挛性痉挛，常伴尖叫、面色青紫、尿失禁、舌咬伤、口吐白沫或血沫、瞳孔散大，持续数十秒或数分钟后痉挛发作自然停止，进入昏睡状态，醒后有短时间的头晕、烦躁、疲乏，对发作过程不能回忆，若发作持续不断，一直处于昏迷状态称之为大发作持续状态，常危及患者的生命安全。④自主神经性发作（间脑性）：可有头痛型、腹痛型、晕厥型或心血管性发作。⑤单纯部分性发作：表现为某一局部或一侧肢体的强直 - 阵挛性发作或感觉异常发作，历时短暂，意识清楚。

18. 癫痫发作时如何处理？

很多患者在癫痫发作前，都会有先兆症状，先兆症状一旦出现患者应及时告知家属或周围人，有条件及时

笔记：

间可将患者扶至床上，来不及者可顺势使其躺倒，防止意识突然丧失而跌伤，迅速移开周围硬物、锐器，减少发作时对身体的伤害。迅速松开患者衣领，使其头转向一侧，以利于分泌物及呕吐物从口腔排出，防止流入气管引起呛咳窒息。如有牙垫，可以垫在磨牙之间，避免咬伤舌头。不要在患者抽搐期间强制性按压患者四肢，过分用力可造成骨折和肌肉拉伤，增加患者痛苦。癫痫发作一般在 5 分钟之内可以自行缓解。如果连续发作或频繁发作时应迅速把患者送往医院。

19. 有过癫痫发作经历的患者有哪些注意事项？

有过癫痫发作经历的患者应坚持长期按时服药，遵医嘱才能换药或者停药。患者应保持良好的生活规律和饮食习惯。保持心情愉悦，避免情绪激动。食物以清淡为宜，禁用辛辣刺激性、不喝咖啡、浓茶。禁用青霉素类、喹诺酮类、甲硝唑、替硝唑等药物。患者在外出时需要有人陪行，不宜从事可能发生危险的工作，如攀高、游泳等，避免剧烈运动和重体力劳动。

20. 只发生过一次癫痫发作，需要用药吗？如果不再发作，可以停药吗？

首先要确定出现的症状是否是癫痫发作。癫痫具有反复性，指有第一次发作后，间隔一段时间后，肯定会

笔记：

有第二次、第三次以至多次发作。即使是最常见的抽搐，如果只发生 1 次，不具备反复性，是不能诊断为癫痫的。所以，患者可以暂时不服用药物。但是患者和家属都应引起注意，再次发作时做好记录和观察，并及时就医，同时要做好安全防护，避免意外事件发生。

21. 癫痫频繁发作如何处理？

癫痫频繁发作，会直接给患者带来身体伤害：患者在发作时，会出现全身肌肉发生节律性收缩；大发作时，患者还有可能会咬伤舌头，甚至可能造成骨折及肌肉拉伤。随着癫痫患者病情加重，患者会出现智力下降，并会带来很多心理问题。一旦患者出现癫痫频繁发作，患者应及时住院治疗。在医生的指导下调整用药，控制癫痫发作。

22. 常用的抗癫痫药物有哪些？

传统抗癫痫药（AEDs）：卡马西平（CBZ）、氯硝西泮、乙琥胺、苯巴比妥、苯妥英钠、扑米酮、丙戊酸。

新型抗癫痫药（AEDs）：氯巴占、非尔氨酯、加巴喷丁、拉莫三嗪、拉科酰胺、左乙拉西坦、奥卡西平、普瑞巴林、卢非酰胺、替加滨、托吡酯、氨己烯酸、唑尼沙胺。

笔记：

23. 服用抗癫痫药会有不良反应吗？

所有的抗癫痫药（ADEs）都可能产生不良反应，其严重程度在不同个体有很大差异。大部分不良反应是轻微的，但也有少数会危及生命。最常见的不良反应包括对中枢神经系统的影响（镇静、困倦、头晕、共济障碍、认知障碍、记忆减退等），对全身多系统的影响（血液系统、消化系统、体重、生育系统、骨骼系统等）和特异体质反应。

24. 为什么胶质瘤患者会出现精神症状？

53.7% 的胶质瘤患者在疾病不同发展期中伴有精神障碍，主要的临床表现有：适应障碍症、谵妄、抑郁、焦虑和失眠，其中以适应性障碍占多数。

精神症状严重程度与以下三方面因素有关：①医学因素：包括肿瘤诊断时的部位，位于大脑前部额叶的脑胶质瘤可破坏额叶的精神活动，常会引起精神异常；胶质瘤晚期患者比早期患者更容易出现精神症状；当患者长期受到疼痛刺激时，也常会伴发精神症状；一些药物的应用如丙戊酸铵也可引起患者出现精神症状。②患者自身因素：包括认知水平、处理突发生活事件的能力、以往的癌症经历、家庭的情感及经济支持等。③社会文化因素：包括周围人员对癌症和治疗的态度、医疗政策等。

笔记：

25. 精神症状的表现有哪些？

精神症状包括感觉异常、知觉异常、妄想、思维混乱、意志行为异常、情感活动异常、注意力和记忆力异常等。

感觉异常：包括感觉过敏、感觉减退，甚至是感觉消失等。感觉过敏，比如对光线的照射比较敏感，还有对声音可能会比较敏感。感觉减退，可能是患者对声音或者接触的刺激都没有反应。知觉异常，常见的症状有错觉、幻觉，比如患者可能会凭空闻声，或者凭空的看到一些画面。

妄想：常见的有关系妄想、被害妄想，患者总是感觉被跟踪监视，或者故意在他面前说悄悄话，刺激他，有时还会怀疑有人想毒害他。

思维混乱：常常表现为说话前言不搭后语，可能存在所答非所问的情况。有的患者会感觉心里想的事情不说出来，别人也会知道；或者自己想的事情不是自己本身的意愿，而是被别人通过某种方式强加进来的。

意志和行为的异常：比如有的患者会出现社交退缩、孤僻，有一些奇怪的行为，如无目的地走来走去，自言自语，一会儿哭一会儿笑。

情感活动异常：可能表现非常的淡漠，也可能非常兴奋激越，甚至有攻击行为。

注意力和记忆力异常：比如注意力分散，不集中，

笔记：

也可能过于地集中在某件事务上，记忆力多表现为下降。

26. 当出现精神症状时如何处理？有哪些注意事项？

当患者出现精神症状时，往往不能正常沟通，甚至产生一些极端行为，因此需要家属对患者有足够的耐心，要理解患者的行为是疾病所致，在身体和心理上都做好准备。

注意事项：①需要24小时专人陪护，观察患者言行及情感变化情况，采取一些安全保护措施，收好刀具、锐器等危险品，防止患者自伤或伤及他人。②避免发生跌倒、坠床、走失等不良事件。③必要时采取躯体约束，但应避免暴力伤及患者。④及时就医，配合检查，根据发生原因进行治疗。⑤遵医嘱使用镇静药及抗精神症状药物。对发展至一定程度的精神心理障碍癌症患者，药物与心理治疗的联用可使至少60%～80%的患者获益。对于谵妄、抑郁、焦虑等精神症状，可选择常用抗精神病药物；对于失眠、适应障碍等患者，多选择苯二氮䓬，定时定量服药，同时观察药物反应。⑥也可以采取心理干预的治疗。心理干预是应用意念控制法、精神支持法、转移法、按时法、音乐疗法等心理学技术，采取劝导说服、启发、鼓励等交流方式帮助患者认识问题，改善心境，增强信心，以消除顾虑。⑦出现精神症状时，患者的思维与平时存在差异，因此在与患者

笔记：

沟通时，避免盲目说教，应采用患者易于接受的方式进行沟通。

27. 什么是意识障碍？

意识障碍是指患者对周围的事物反应迟钝、意识模糊或完全无反应、丧失知觉。完全丧失知觉又称昏迷或神志不清，是意识障碍最严重的程度。意识障碍是病情危重的表现。

28. 为什么胶质瘤患者会出现意识障碍？

患者由于丘脑下部受损、术后颅内出血或脑水肿均会导致患者颅内压上升，使大脑皮质及脑干网状结构缺血、缺氧，可引起不同程度的意识障碍。慢性高颅压可先出现躁动不安，再出现嗜睡至昏迷。

29. 意识障碍可分为哪几种类型？

根据意识障碍的严重程度和表现形式不同，将意识障碍分为以下几种类型：

（1）嗜睡：患者处于病理的睡眠状态，能被轻度刺激或语言所唤醒，醒后能回答问题和配合检查，但反应较迟钝，刺激消失后很快入睡。

（2）意识模糊：患者有定向障碍，思维和语言也不连贯，处于觉醒状态，但意识的清晰度明显下降，能保持简单的精神活动，但对时间、地点、人物的定向能力

笔记：

发生不同程度的障碍。

（3）昏睡：接近于人事不省的意识状态。患者处于熟睡状态，不易被唤醒，需强烈刺激才可以被唤醒，如压迫眶上神经、摇动患者身体，但醒时回答问题含糊不清或答非所问，停止刺激很快入睡。

（4）昏迷：最严重的意识障碍，表现为意识完全丧失，任何刺激均不能把患者唤醒，仅有生命体征存在，按程度不同具体还可分为：①浅昏迷：意识大部分丧失，无自主运动，对周围事物及声、光等刺激全无反应，对疼痛刺激（压迫眶上神经）尚可以引起痛苦表情或肢体退缩等防御反应。角膜反射、瞳孔对光反射、眼球运动、吞咽反射仍存在。②深昏迷：全身肌肉松弛，意识完全丧失，对各种刺激均无反应。眼球固定，各种深、浅反射消失，呼吸与血循环功能尚有。

30. 出现意识障碍如何处理？有哪些注意事项？

发现患者出现意识障碍，应及时入院治疗，在医护人员的指导下，严密观察患者的病情变化，当患者出现意识或生命体征的变化，都应该及时告知医护人员。家属应积极配合医护人员，给予患者及时有效的治疗。对于意识障碍的患者不可强行经口喂食水、药物、食物等，避免窒息和肺炎。

笔记：

31. 什么叫脑疝?

正常颅腔内某一分腔有占位性病变时,该分腔的压力比邻近分腔的压力高,脑组织从高压区向低压区移位,被挤到附近的生理孔道或非生理孔道,使部分脑组织、神经及血管受压,脑脊液循环发生障碍而产生相应的症状群,称为脑疝。临床最为常见的为小脑幕裂孔疝(小脑幕切迹疝、颞叶沟回疝)、枕骨大孔疝(小脑扁桃体疝)、大脑镰下疝(扣带回疝)。

(a) 大脑镰下疝
(扣带回疝)

(b) 小脑幕裂孔疝
(颞叶沟回疝)

(c) 枕骨大孔疝
(小脑扁桃体疝)

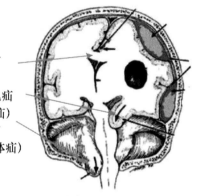

图 3 脑疝

32. 脑疝的症状有哪些?

由于发病部位不同,不同类型脑疝的临床表现各有特点。

小脑幕裂孔疝:①颅内压增高症状:剧烈头痛,频

笔记:

繁呕吐，可伴有躁动。②意识障碍：嗜睡、昏迷等，对外界的刺激反应迟钝或消失。③瞳孔改变：刚开始患侧动眼神经受刺激后会导致瞳孔变小，对光反射迟钝，随着疾病进展，患侧动眼神经麻痹，瞳孔逐渐散大，对光反射消失；如果病情继续恶化，可出现双侧瞳孔散大，对光反射消失，这样意味着患者处于濒死状态；此外，疾病进展中，患侧眼睛还可出现眼睑下垂、眼球外斜等症状。④运动障碍：表现为头颈后仰，四肢强直，躯背过伸，呈角弓反张状。⑤生命体征紊乱：血压升高，脉缓慢有力，呼吸缓慢而深，体温升高。

枕骨大孔疝：枕骨大孔疝主要压迫脑干，而呼吸中枢位于脑干，因而此类患者的主要风险是呼吸骤停，患者早期可突发呼吸骤停而死亡，生命体征紊乱出现较早，意识障碍出现较晚，瞳孔可忽大忽小。

大脑镰下疝：出现对侧下肢瘫痪、感觉减退、排尿障碍等症状。

33. 脑疝的处理措施有哪些?

患者一旦出现脑疝，则提示病情危重。患者可出现意识丧失、呼吸暂停，危及生命。脑疝是由于急剧的颅内压增高造成的，在做出脑疝诊断的同时应按颅内压增高的处理原则快速静脉输注高渗降颅内压药物，以缓解病情，争取时间；确诊后，根据病情迅速完成术前准备，尽快手术去除病因；必要时可于床旁行脑室外引流

笔记：

术，为开颅手术去除病因争取时间，如清除颅内血肿或切除脑肿瘤等。

34. 为什么胶质瘤患者会出现肢体活动障碍？

如果胶质瘤发生在与运动功能区相关的部位，或者对这些部位造成压迫即可出现肢体不同程度的活动异常。额叶受损的患者会出现精细运动受损，比如绣花、穿针不协调；有些还会出现额叶共济失调，表现为坐立、行走障碍。若肿瘤生长在颞叶上部，会压迫额叶及顶叶的下部，从而出现上肢的运动或感觉障碍；肿瘤压迫对侧大脑脚、内囊，可致肿瘤同侧的锥体束征，而产生不同程度的偏瘫。脑干受损的患者会出现共济失调：主要表现为站立、行走不稳，肢体协调性差等。丘脑受损，患者还可以出现病变对侧半身运动和/或深浅感觉障碍。小脑受损，患者可以出现步态不稳等失平衡表现。

35. 当发生肢体活动障碍时有哪些注意事项？

首先观察患者肢体活动情况，如出现活动障碍进行性加重及时告知医生并进行必要检查，明确疾病进展情况，给予必要的治疗；其次应保持肢体功能位置、加强瘫痪肢体的活动：包括肢体按摩、被动活动及坐起、站立，步行锻炼等，以防止肢体畸形、挛缩；最后，应注意预防并发症：如压疮、坠积性肺炎等。

笔记：

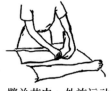 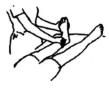

髋、膝关节　　　　髋关节内、外旋运动　　踝关节砭屈、背伸运动
屈伸运动　　　　　髋关节外展、内收运动　踝关节的内、外翻运动
　　　　　　　　　　　　　　　　　　　　足趾的屈曲、伸展运动

图 4　被动活动

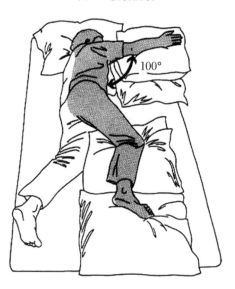

图 5　肢体功能位摆放

36. 为什么胶质瘤患者会出现饮水呛咳?

饮水呛咳主要是由于水流入气管中所致,而影响吞咽的神经主要是喉返神经以及舌咽神经，如两者受到压迫或者出现神经病变，则易引起饮水呛咳。呛咳传入神经为迷走神经，中枢在延髓，胶质瘤患者因肿瘤的部位不同（如脑干肿瘤），以及随着瘤体增加产生的压迫作用，使脑干功能受损，后组脑神经受损产生饮水呛咳。

37. 当出现饮水呛咳时应该如何处理？有哪些注意事项？

首先，患者出现饮水呛咳时，需要引起重视，不能强行饮水，需及时就诊，配合医生进行检查，予必要的治疗。其次，需配合医务人员进行吞咽功能的评估，若患者的吞咽功能评定在Ⅲ级及以上，应留置胃管，以减少发生吸入性肺炎的风险，并保证营养的摄入。若吞咽功能评定低于Ⅲ级，应鼓励患者经口进食，但需缓慢进行，进食时要注意选择适当的体位，其次是选择合适的食物形态以及适当的进食量，循序渐进地增加进食量。另外还要积极地进行吞咽功能的训练，若患者经过康复锻炼，吞咽功能评定下降至Ⅲ级以下，可拔除胃管。

38. 吞咽功能评估方法及判定标准是什么？

吞咽功能评估需要由专业的医务人员进行操作，患者及家属不能自行进行。

首先让患者取半卧位，以水杯盛温水 30ml，让患者按平时习惯饮下，观察其饮水情况。若饮水过程中患者出现误吸应立即进行负压吸引，快速吸出口鼻及呼吸道内异物，并配合医生进行抢救。评估完成后协助患者取舒适卧位，询问患者需要，行相关知识宣教，根据结果确定患者的饮食方式。

评估的分级判断标准如下：

Ⅰ级：患者能顺利地一次将水咽下，为无吞咽困难、完全能经口进食。

Ⅱ级：患者分两次以上，能不呛咳地咽下，为可疑吞咽障碍，进食时取适当头前屈位，若无吞咽困难才能经口进食。

Ⅲ级：患者能一次咽下，但有呛咳，需行糊餐测试，如果测试成功，暂时尝试进食糊餐和糊状液体，并逐渐改善饮食，如果测试失败，需鼻饲和静脉辅助营养。

Ⅳ级：患者分两次以上咽下，但有呛咳，完全不能经口进食、需鼻饲和静脉辅助营养。

Ⅴ级：患者频繁呛咳，不能完全咽下，完全不能经口进食、需鼻饲和静脉辅助营养。

39. 经口进食有哪些注意事项？

（1）体位：卧床患者一般取仰卧位，头部前屈，偏瘫侧肩部以枕垫起，家属位于患者健侧。食物不易从口中漏出，利于食物向舌部运送，减少逆流和误咽。对尚能下床者，取坐直头稍前屈位，身体可倾向健侧30度，

笔记：

可使食物由健侧咽部进入食管，如果头部能转向瘫痪侧80度，此时健侧咽部扩大，便于食物进入，以防止误吸。

（2）食物的形态：应选择密度均一、有适当黏性但不易松散、通过咽部和食管时容易变形、不会在黏膜上残留的食物，例如蛋羹、稀粥等。按照糊状饮食、半流质、流质饮食、半固体、固体的过程逐渐过渡。

（3）摄食入口量，先以 3～4ml 开始，然后酌情增加至 1 汤匙大小，每次进食后，嘱患者反复吞咽数次，以使食物全部咽下，也可饮一口适量的水且不可用吸管，以防液体误入气管，既有利于刺激诱发吞咽反射，又能达到去除咽部残留食物的目的。

（4）食物在口中的位置：进食时应把食物放在口腔最能感觉食物且能最适宜促进食物在口腔中保持及输送的位置。最好把食物放在健侧舌后部或健侧颊部，这样有利于食物的吞咽。

40. 鼻饲饮食有哪些注意事项？

首先检查胃管插入的深度，鼻饲前检查胃管是否在胃内，并检查患者有无胃潴留，胃内容物超过 150ml 时，应当通知医生减量或者暂停鼻饲。鼻饲时床头抬高30°～35°，以预防和减少发生吸入性肺炎。鼻饲温度控制在 38～40℃，可以手背侧皮肤测试温度，以不感觉烫为宜。进食半小时内保持原体位，防止食管反流造成误吸。每日进行口腔护理 2 次，以保持口腔清洁。

笔记：

41. 胶质瘤患者为什么会出现失语?

当胶质瘤引起语言网络受损或功能障碍时可能导致患者失语,是由于大脑皮层(优势半球)的语言中枢损伤所引起的。

42. 什么叫失语?失语分为哪些类型?

失语是指在意识清楚、发音和构音没有障碍的情况下,大脑皮质与语言有关的区域受损导致的语言交流能力障碍,是优势大脑半球损害的重要症状之一。根据对患者自发语言、听力理解、口语复述、匹配命名、阅读及书写能力的观察和检查可将失语症分为运动性失语、感觉性失语、传导性失语、命名性失语、完全性失语、失写和失读。

43. 什么叫运动性失语?

运动性失语又称表达性失语。其突出的临床特点为言语表达障碍,听力理解正常,表现为说话少,讲话难,发音语调异常,构词障碍。胶质瘤位于优势半球额叶布罗卡(Broca)区(额下回后部)额盖时易出现。

44. 什么叫感觉性失语?

感觉性失语又称听觉性失语,胶质瘤位于优势半球韦尼克(wernicke)区(颞上回后部)易出现。其主要

笔记:

特点为口语理解严重障碍，听力理解障碍突出，表现为话多，发音清晰，语调正确，短语长短正确，但缺乏实质词。患者经常所答非所问，虽滔滔不绝地说，但与检查者的提问毫无关系。有时候术前感觉性失语不明显，但手术损伤到韦尼克区，也会导致听理解障碍，造成感觉性失语。

45. 什么叫传导性失语？

患者语言流畅，但存在用词错误，能理解旁人的语言，但无法正确地复述。

表现为指示患者做某一动作时，传导性失语患者可以理解该指示，只是不能正常的复述；而感觉性失语的患者不能理解指示，可依据此点与感觉性失语相鉴别。

46. 什么叫命名性失语？

命名性失语又称遗忘性失语，以命名困难或者命名不能为主要特征。患者不能说出物件的名称。但可说出该物件的用途及如何使用；当别人提示物件的名称时，患者可辨别是否正确。

47. 什么叫完全性失语？

完全性失语又称混合性失语。是最严重的失语类型，其特点为所有语言功能均有明显障碍。患者口语表达障碍明显，多表现为刻板性语言；听力理解、复述、

笔记：

命名、阅读和书写均严重障碍。预后差，常伴有偏瘫、偏身感觉障碍、偏盲等。

48. 什么叫失写？

失写系书写不能，患者无手部肌肉瘫痪，但不能书写或者写出的句子常有遗漏错误，却仍保存抄写能力。单纯的失写较少见，多伴有运动性或感觉性失语。

49. 什么叫失读？

患者尽管无失明，但由于对视觉性符号丧失认识能力，故不识文字、词句、图画。失读和失写常同时存在，因此患者不能阅读，不能自发书写，也不能抄写。

50. 出现失语后如何处理？有哪些注意事项？

患者出现失语是出现疾病或者进展的一个表现，应及时就诊并配合医生进行检查以及必要和及时的治疗。对于失语的患者要给予鼓励和支持，并尽早接受语言治疗师的专业康复训练。通常来说，越早接受康复练习，患者言语能力恢复的越快越好；如果错过语言恢复的黄金期，未恢复的语言能力就会变成永久性损伤。

在康复训练过程中，要注意保持环境安静，避免外界干扰，由于患者不能有效沟通，往往会出现焦虑、急躁、紧张的表现，此时要保持耐心，根据不同的失语类型采取不同的沟通技巧，给予心理支持。

笔记：

51. 失语能够恢复吗？哪些类型的失语容易恢复？

语言中枢是人类所特有的脑区，属于高级中枢，但因其功能大部分为后天形成，大多数失语患者经过一段时间的康复训练，可以恢复部分功能，或者至少能在一定程度上学会如何交流。

能否完全恢复取决于很多因素，例如，脑部损伤的程度和原因，脑部受损的具体区域以及患者在损伤后多久得到治疗等。一般来说，命名性失语和传导性失语的预后较好，运动性失语差一些，感觉性失语和完全性失语的预后是最差的。

52. 胶质瘤患者通过治疗可以改善或者控制症状吗？

胶质瘤手术可以直接切除肿瘤组织，降低颅内压力，迅速有效地改善症状。手术切除肿瘤后，患者生命得以延长，可为随后的其他综合治疗创造时机。

53. 胶质瘤的早期症状有哪些？

胶质瘤所导致的症状和体征主要取决于其占位效应以及所影响的脑区功能。早期胶质瘤可以没有明显症状，随着瘤体的增大，其空间占位效应使患者产生头痛、恶心、呕吐、癫痫、视物模糊等症状。约 1/3 的胶质瘤患者会出现癫痫症状，可能由于肿瘤的异常放电引起。对于既往没有癫痫病史的患者来说，突然出现癫痫

笔记：

发作，不管是癫痫大发作还是小发作，都应该警惕。

头痛：30% 的胶质瘤患者可出现前额、双颞疼痛，随病情进展，症状逐渐加重；精神症状：表现为性格改变、记忆力减退；局灶症状：生长在特定区域的胶质瘤，可导致该区域负责的神经功能出现异常，如中央区胶质瘤可以引起患者的运动与感觉障碍，语言区胶质瘤可以引起患者语言表达和理解障碍；脑神经异常：肿瘤生长、压迫影响脑神经核团，出现复视、视野缺损、面瘫等。值得注意的是老年患者因为随着年龄的增长，大脑有一定程度的萎缩，代偿空间比较大，所以往往在肿瘤生长到比较大的时候，才会出现各种神经功能缺失的症状。

54. 胶质瘤晚期症状有哪些？

胶质瘤的晚期和其他肿瘤不太一样，比如肝癌、肺癌这些部位的肿瘤晚期，多存在其他器官的转移，没有办法通过手术切除来达到治愈，而胶质瘤很少会向其他部位转移，所以从严格意义上讲，胶质瘤并没有所谓的早期和晚期。

一般胶质瘤的晚期症状多指患者已经有明显的颅内压增高，如果不及时手术治疗，可能会危及患者生命。这样的患者，一般会有以下几点表现：①有比较明显的头痛，疾病早期一般是间歇性的，到晚期患者会有持续性的头痛，或者在持续性头痛基础上有阶段性地加重，

笔记：

症状严重者可能会在深呼吸、咳嗽、用力大便或者体位改变时，头痛明显加重。②另外，患者可能出现恶心、呕吐，典型症状是喷射性呕吐。③对于胶质瘤靠近功能区的患者可能会有偏瘫、失语、偏盲这些神经功能障碍，还有 20%～50% 胶质瘤的患者，可能会出现各种类型的癫痫发作。④患者还可能出现视盘水肿，意识改变，比如出现烦躁或者嗜睡，甚至昏迷的情况，都提示患者病情处于相当严重的状态。⑤如果患者出现血压升高、心率和呼吸变慢或者呼吸的频率和节奏发生改变，有可能发生脑疝，需要警惕。⑥如果患者进一步出现一侧或者两侧的瞳孔散大，对光反射消失，昏迷，往往提示已经发生了脑疝，这时需要进行一些紧急处理。

笔记：

第二篇　确　　诊

1. 诊断胶质瘤的方式有哪些？哪种检查方式最为准确？

胶质瘤的临床诊断方式包括影像学检查和组织病理学和分子遗传学检查。影像学检查包括：计算机断层扫描（CT）、磁共振成像（MRI）检查、磁共振弥散加权成像（DWI）、磁共振弥散张量成像（DTI）、磁共振灌注成像（PWI）、磁共振波谱成像（MRS）、功能磁共振成像（fMRI）、正电子发射计算机断层显像（PET）等；最为准确的检查方式是在立体定向、神经导航下进行活检或开颅手术获取足够的组织标本，行组织病理学和分子遗传学检查，从而确定病理分级和分子亚型。

2. 胶质瘤容易误诊为哪些疾病？

高级别胶质瘤最常与非肿瘤性病变包括亚急性脑梗死、亚急性脑出血、脑血管畸形和脑脓肿相混淆，低级别胶质瘤最常与包括脑内脱髓鞘、炎症和颅内感染在内的疾病相混淆。此外，其他容易与胶质瘤相混淆的肿瘤病变包括淋巴瘤和转移瘤。

3. 作为患者，如何能避免误诊、误治？

胶质瘤的位置、快速生长和脑组织水肿是产生临床表现的主要原因，肿瘤快速生长会导致颅内压增高，从而引起头痛、恶心、呕吐、意识改变和性格改变等，还

笔记：

可能有癫痫发作、感觉和运动障碍等神经功能的异常表现。为了避免误诊、误治，在出现以上临床症状时，请到具有神经外科专科的医院就诊。就诊时，请如实描述自己的病情，做到不夸大、不隐瞒，与医务人员进行有效的沟通，并配合医生开具各项检查。切勿病急乱投医，影响疾病诊治进程。

4. 门诊医生通过磁共振结果告知：胶质瘤可能性大，这是什么意思？

一般来说，门诊医生通过影像学结果并结合患者的临床表现，根据经验进行判断，但确诊仍需进一步检查。因此医生通过磁共振检查结果，一般会告知患者：胶质瘤可能性大，但此时仍然无法确诊，如需确诊还要进一步完善检查。

5. 什么叫作增强磁共振？

磁共振成像（MRI）是诊断和评估疾病的重要工具，它是一种利用强大磁场内部的非电离射频辐射来检测水分子中质子的位置及局部化学环境的成像技术。

增强磁共振则是在做 MRI 检查时，经外周静脉注射对比剂（俗称造影剂），来提高检查的敏感性及特异性，改变组织对比效果，从而更容易发现病变和病变的边界，确定病变性质。

笔记：

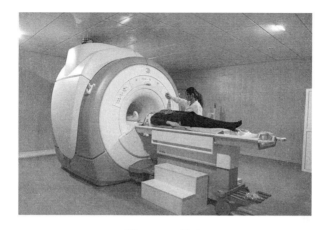

图 6 MRI 检查

6. 增强磁共振检查是如何进行的（以北京协和医院为例）?

若是在门诊就诊，则需在医生开好医嘱并缴费成功后，至放射科预约窗口预约时间，在相应时间内由家属陪同至核磁室进行检查。检查所需的对比剂会在检查时，由核磁室提供。

若是在住院期间，检查前由病房护士根据医嘱将对比剂发放至患者手中。患者只需等待护士通知检查时间，在相应时间内，会有外勤人员提醒患者携带对比剂，并陪同患者和家属至核磁室进行检查。检查前，核磁室护士会为患者建立外周静脉通路输注对比剂后，行磁共振检查。

笔记:

7. 增强磁共振检查有哪些注意事项？

（1）做增强磁共振检查需要注射对比剂（造影剂），注射前需禁食2小时，检查时需有家属陪同。

（2）请患者及家属务必至少提前15分钟到达核磁室。到核磁室检查的患者情况各异，所需的检查时间也会不同，因此检查时间可能会提前或延后。如果预约后不能按时前来，需另行预约检查时间。

（3）磁共振设备周围（5米内），具有强大磁场，严禁患者和陪检家属将任何铁磁性的物品及电子产品靠近或带入检查室。如患者进入核磁室，请将这些物品放于核磁室外。此类物品包括所有通讯类物品；各种磁性存储介质类物品；手表、强心卡及其配贴；掌上电脑、计算器等各种电子用品；钥匙、打火机、金属硬币、刀具、钢笔、针、钉、螺丝等铁磁性制品；发夹、发卡、眼镜、义眼、金属饰品；易燃易爆品、腐蚀性或化学物品、药膏、膏药、潮湿渗漏液体的用品或其他不明材质的物品等。病床、轮椅、钢氧气瓶（可使用氧气袋）等不准进入磁体间。

（4）如果患者或陪检家属体内安装、携带以下物品及装置，则不能进入核磁室，否则有生命危险。此类物品及装置包括心脏起搏器、除颤器、心脏支架、人工心脏瓣膜、动脉瘤术后金属夹、植入体内的药物灌注装置、植入体内的任何电子装置、神经刺激器、骨骼生长

笔记：

刺激器、其他任何类型的生物刺激器、血管内栓塞钢圈、滤器、下腔静脉滤器、心电记录监护器、金属缝合线、体内有子弹和碎弹片或铁砂粒等、骨折手术后固定钢板、钢钉、螺丝、人工假肢或关节、阴茎假体、助听器、人工耳蜗、中耳移植物、眼内金属异物、义眼、活动义齿，牙托及头面部植入物等。

（5）如果患者为儿童、昏迷、精神异常、癫痫或曾经发生癫痫、心脏骤停、密闭恐惧症、不能配合检查者需在检查前与医生沟通，必要时进行镇静药物治疗，以完成检查。有幽闭恐惧症、处于孕期或需生命支持及抢救者，则无法行磁共振检查。如果患者有手术史（特别是器官移植、心肾手术等）需于检查前告知医务人员。有过敏倾向的患者或曾有对比剂过敏史的患者也请提前告知医生。

（6）在检查过程中，要保持身体不动，保持平静呼吸，在核磁室内医务人员的专业指导下进行检查。

（7）检查后半小时后方可离开核磁室。过敏反应易在注射对比剂20分钟后出现，如有不适，请联系医生。注射对比剂后可能出现过敏反应，包括恶心、呕吐及皮肤黏膜反应等，少数患者可能出现全身过敏反应、休克，甚至死亡。注射过程中，注射部位可能出现短暂的温热感或疼痛，若出现对比剂药物外渗，请及时与医生联系，必要时予药物外敷。

（8）24小时内可根据病情及自身情况尽量增加饮

笔记：

水量，使造影剂更快代谢。

（9）磁共振检查属无损性检查，对人体无辐射伤害。但检查时机器噪声较大，此为正常现象，请患者和家属做好心理准备，不要慌乱，保持绝对静止不动。

8. 磁共振显示病灶中央坏死代表什么？

病灶是指一个局限的、具有病原微生物的病变组织。它们就像"匪穴"一样，隐藏在体内的某一个"角落"或部位，里面窝藏着病原微生物。坏死是指在损伤因子作用下导致局部组织、细胞的死亡。病灶中央坏死有可能是因为病灶的体积比较大，周边的血液循环供应不足造成的，也有可能是因为病灶体积增长的速度比较快，相对血管增生比较慢，病灶中心部位缺血造成的。

9. 影像学显示强化灶增多是否是胶质瘤复发？

胶质瘤复发会存在影像学强化增多灶，但不一定出现强化增多灶就是胶质瘤复发，也有可能是放疗后的放射性坏死。

10. PET/CT 是什么？对于胶质瘤患者的意义如何？

PET/CT 是将 PET（功能代谢显像）和 CT（解剖结构显像）两种具有不同特征的影像学技术在同一平台上应用，有助于更准确地诊断胶质瘤，推断分型，进行定位，了解肿瘤的影响范围、程度及预后评估，对胶质瘤

笔记：

的复发监测也存在显著优势，以及在胶质瘤放疗后对鉴别肿瘤复发与坏死有重要意义。

11. 如何进行病理学检查？

首先要获取组织标本，方式包括立体定向活检或开颅手术。之后对组织标本进行病理学检查。病理结果大多在标本送检 10 个工作日后得出（具体以各个医院通知为准），并记录到患者的住院病历中。若想得知病理结果，可到医院病案复印室复印病历，或联系患者的手术医生。

12. 病理检查结果对于治疗策略和治疗方案有何影响？

病理结果可以确定胶质瘤的具体分类和分级，了解肿瘤细胞的分化、生长速度以及对抗化疗和放疗的可能性等相关信息，可以作为判断患者预后并确定治疗目标的重要指标，从而为临床医生确定治疗决策和方案提供依据。

13. 病理报告包括哪些内容？

病理报告包括患者基本信息、临床诊断、标本部位、肉眼检查、图像、精确的病理诊断。其中病理诊断中包括组织学类型及分级、合适的标志物对肿瘤细胞进行免疫组化或组织化学分析的检测结果。分子病理学指标包括 Ki67、O^6-甲基鸟嘌呤-DNA-甲基转移酶 MGMT 启

笔记：

动子甲基化、异柠檬酸脱氢酶（IDH），有无突变、染色体 1p/19q 联合缺失状态（LOH）。另外，还有一些指标如 α 地中海贫血伴智力低下综合征 X 连锁基因（AT-RX）突变、端粒酶反转录酶（TERT）启动子突变、人组蛋白 H3.3（H3F3A）K27M 突变、BRAF 基因突变、PTPRZ1-MET 基因融合、miR-181d、室管膜瘤 RELA 基因融合等，其具体情况需要与医生沟通。这些分子标志物对脑胶质瘤的个体化治疗及临床预后判断具有重要意义。

14. 什么是神经分子病理学？

神经分子病理是近年来在传统组织病理学的基础上，结合分子生物学、免疫学及遗传学的研究成果，并采用其相关的分子生物学技术如免疫组化、原位杂交及流式细胞技术等逐渐发展完善起来的。它使得对神经肿瘤的研究从组织、细胞水平深入到蛋白、染色体和 DNA 水平，并使形态学观察从定性走向定位、定量，更具客观性和可重复性，为病理诊断提供更准确、更客观的依据，从而更好地指导肿瘤的靶向治疗和预后判断等。

15. 为什么要进行神经分子病理检查？

神经分子病理检查能够在基因和蛋白水平上检测肿瘤细胞的受体、生长因子、染色体、抑癌基因及癌基因等的变化，并根据以上检查了解肿瘤细胞的分化、生长

笔记：

速度、转移侵袭性及对抗化疗和放疗的可能性等相关信息，可以给临床医生提供有价值的资料，从而做到有针对性地指导神经系统肿瘤的综合性治疗。

16. 神经分子病理常用的技术手段有哪些？

神经分子病理常用的技术手段包括免疫组织化学技术、荧光原位杂交技术（FISH）、聚合酶链反应技术（PCR）、DNA 测序技术和比较基因组杂交技术（CGH）等。

17. 该怎么选择胶质瘤分子检测的项目？

胶质瘤分子生物学标记对确定分子亚型、个体化治疗及临床预后判断具有重要意义，有条件的医院常规使用以下生物学标志物对胶质瘤进行选择性监测，包括异柠檬酸脱氢酶 1（IDH1）突变、1p/19q 缺失状态、TP53 基因突变、表皮生长因子受体（EGFR）、甲基鸟嘌呤 – 脱氧核糖核酸 – 甲基转移酶（MGMT）甲基化状态、端粒酶反转录酶（TERT）启动子突变等。

18. 胶质瘤患者为什么要行 1p/19p 检查？

1p/19q 联合缺失指的是 1 号和 19 号染色体之间不平衡易位导致的 1p 和 19q 整臂缺失，是少突胶质瘤的遗传学特征。胶质瘤患者行 1p/19q 检查可以帮助鉴别形态学类似少突胶质瘤或间变少突胶质瘤的其他肿瘤，如中枢神经细胞瘤、透明细胞室管膜瘤、胚胎发育不良

笔记：

性神经上皮肿瘤、小细胞胶质母细胞瘤等。

1p/19q 联合缺失的少突胶质细胞瘤对放、化疗敏感，故经典治疗方法"手术全切除 + 放疗/化疗"或"手术全切除 + 放疗 + 化疗"可取得较好疗效，从而改善预后及提高生存期。评估 1p/19q 联合缺失的状态，有助于选择最佳的个体化治疗方案和相对准确地预测预后。

19. MGMT 检查是什么？MGMT 甲基化状态与非甲基化状态有何意义？对治疗思路有什么指导作用？

MGMT 指 O^6-甲基鸟嘌呤-DNA-甲基转移酶，是负责烷化剂化疗后的 DNA 修复的一种酶。MGMT 检查是检验 MGMT 是否处于甲基化状态。

胶质母细胞瘤的 MGMT 启动子甲基化可导致 MGMT DNA 修复蛋白基因沉默和表达缺失。MGMT 甲基化阳性时，MGMT 失活，DNA 修复受阻，这一改变有助于替莫唑胺类烷化剂发挥治疗效果。因此，MGMT 的甲基化状态是评估胶质母细胞瘤患者是否适合烷化剂化疗的重要分子指标之一。

此外，MGMT 甲基化状态还可以评估假性进展（pseudoprogression，PsPD）的发生率，即磁共振提示原肿瘤部位影像增强或出现新病灶，但临床症状无进展且无严重占位效应。有研究显示，在接受放、化疗时，

笔记：

MGMT 甲基化者更容易出现 PsPD。PsPD 影响治疗方案选择，通过肿瘤的分子标志来预判肿瘤治疗的 PsPD，对于后续治疗有着重要客观意义。

20. 监测 IDH 突变有什么意义？

IDH 是指异柠檬酸脱氢酶，是胶质瘤诊断与判断预后的重要指标之一。监测 IDH 突变在胶质瘤的分子学诊断及分类中起着重要的作用，为临床的个体化治疗提供了参考依据。IDH 突变多见于 Ⅱ 级弥漫型星形细胞瘤、Ⅲ 级间变性星形细胞瘤、Ⅱ、Ⅲ 级浸润型胶质瘤和继发性胶质母细胞。存在 IDH 突变的高级别胶质瘤（HGG）更适合完整的切除肿瘤，IDH 突变的弥漫性胶质瘤患者具有更长的总生存期和无进展生存期。

21. 检查 TERT 基因启动子突变有什么意义？

TERT 指端粒酶反转录酶（telomerase reverse transcriptase），TERT 基因启动子突变常见于少突胶质瘤及原发性胶质母细胞瘤，通过检查 TERT 基因启动子突变可协助判断胶质瘤类型。

此外，TERT 突变对预后有一定的影响，但取决于其背景，特别是在没有 IDH 突变的低级别胶质瘤中，TERT 突变是一个负面的预后因素，但在 IDH 突变的低级别胶质瘤中，TERT 突变就是一个积极的预后因素。

笔记：

22. 检查 EGFR 扩增的意义是什么？

EGFR 是表皮生长因子受体（epidermal growth factor receptor），对区别间变型少突胶质瘤和小细胞胶质母细胞瘤很有帮助，如检出 EGFR 扩增，则支持小细胞胶质母细胞瘤诊断。

23. 检查 PTEN 基因突变有什么意义？

PTEN 是磷酸酯酶与张力蛋白同源物（phosphatase and tensin homolog），是迄今为止发现的第一个具有磷酸酶活性的抑癌基因。PTEN 与脑胶质瘤的发展呈负相关，PTEN 表达越高则肿瘤级别越低，提示预后越好。

24. TP53 基因突变发生率高有什么意义？

TP53 基因是星形细胞瘤中的抑癌基因，编码 p53 蛋白。P53 在胶质瘤诊断中主要是作为弥漫浸润性星形细胞瘤的辅助诊断指标。TP53 基因突变发生率高提示为继发性胶质母细胞瘤（由较低级别胶质瘤演进而来）。

25. Ki67 代表什么？有什么影响？

Ki67 是细胞增殖活性标志物，Ki67 增殖指数与肿瘤的分化程度、浸润或转移及预后有密切关系，是判断肿瘤预后的重要参考指标之一。

笔记：

26. BRAF 突变与融合的意义是什么?

BRAF 原癌基因是 Raf/mil 家族的丝氨酸/苏氨酸蛋白激酶,参与丝裂原活化蛋白激酶/细胞外信号调节激酶(MAPK/ERK)信号通路,调节细胞分化、增殖、凋亡等多种生物学过程。中枢神经系统 BRAF 基因改变常见两种形式,一种是 BRAF 融合另一种为 BRAF 突变,类似于 BRAF 基因融合,BRAF 融合与 BRAF 为互斥突变。BRAF 突变最常见于多形性黄色星形细胞瘤与节细胞胶质瘤,同时可能提示节细胞胶质瘤预后不佳,而 BRAF 基因融合监测可作为毛细胞星形细胞瘤的分子诊断指标之一,尚未见其与预后相关。

27. 这些指标中哪些指标和生存期、生存质量相关? 怎样解读?

MGMT、IDH、1p/19q、TERT、PTEN 和 BRAF 等指标都与患者生存期和生存质量相关。

(1)MGMT 甲基化状态和患者的生存期相关,MGMT 启动子甲基化的患者接受放射治疗和 TMZ 化疗生存明显延长;

(2)IDH 突变的弥漫性胶质瘤患者具有更长的总生存期和无进展生存期;

(3)1p/19p 联合缺失是弥漫性胶质瘤患者的治疗效果和生存情况较好的有力预测因子;

笔记:

（4）TERT 突变对预后有一定的影响，但取决于其背景，特别是在没有 IDH 突变的低级别胶质瘤中，TERT 突变是一个负面的预后因素，但在 IDH 突变的低级别胶质瘤中，TERT 突变就是一个积极的预后因素；

（5）H3-K27M 突变的弥漫性脑桥胶质瘤预后较差；

（6）PTEN 表达越高则肿瘤级别越低，提示预后越好；

（7）BRAF 突变与融合可能提示节细胞胶质瘤预后不佳。

28. 还有哪些比较重要的分子病理指标？

PHH3 有助于评价处于有丝分裂期的肿瘤细胞数量（或比例），抗 PHH3 抗体可特异性标记发生了组蛋白 3 磷酸化、处于分裂期的细胞，有助于快速计数核分裂。这一标记有助于脑膜瘤和星形细胞肿瘤分级及预后评估。

ATRX（X 连锁 α 地中海贫血/精神发育迟滞综合征基因）是一种染色质调控基因，ATRX 突变常见于 Ⅱ ~ Ⅲ 级星形细胞瘤、部分继发性胶质母细胞瘤和部分儿童胶质母细胞瘤，少见于原发性胶质母细胞瘤，罕见于少突胶质细胞瘤。免疫组化染色法检测 ATRX 表达对弥漫性星形细胞瘤有确诊价值，细胞核未染色则表明存在 ATRX 突变。

H3-K27M 突变见于大多数脑桥和其他中线位置（如

笔记：

丘脑、脊髓）的弥漫性胶质瘤，最常见于儿童。可以通过使用突变特异性抗体进行免疫组化来检测，该检测应用于成人和儿童脊髓、脑干和丘脑弥漫性胶质瘤的诊断性评估。H3-K27M 突变也见于部分儿科胶质母细胞瘤，提示预后较差。

笔记：

第三篇　住　　院

第一章 入 院

1. 办理住院需要预约吗？谁来通知患者办理入院？

在门诊就诊后，如医生确认需要住院行进一步治疗，患者只需等待病房医生（所就诊医生或科室总值班医生）电话通知，接收到通知后就可以持患者本人身份证到住院处办理入院手续。

2. 通知可以入院了，如何办理入院手续？

当患者确认可以按时入院后，只需在规定的时间内至住院处办理入院手续即可，届时请携带本人医保卡、身份证、既往影像学检查、化验结果等资料。若患者的居住地离医院较远，匆忙办理入院手续会有些辛苦，但是由于等待床位办理住院的患者非常多，为了避免资源浪费，请务必在规定时间内办理入院。如在办理住院时遇到任何问题，请不要着急，可与通知入院的医生取得联系，协助解决（图7）。

3. 入院时患者及家属需要做哪些准备？

入院时，请携带好患者本人的身份证、既往病历和影像资料、相关检查化验结果等。请带一些生活用品，包括脸盆、毛巾、干纸巾、湿纸巾、成人用护理垫

笔记：

（60cm×90cm）、筷子、勺子、水杯、防滑拖鞋、少量换洗衣物等。医院会为您提供暖水瓶、被褥及病号服。由于病房空间有限，请您尽可能精简必备物品，也不要带易燃、易爆物品和家用电器，以防止产生安全隐患。请不要携带贵重物品及多余的钱财，以防丢失。

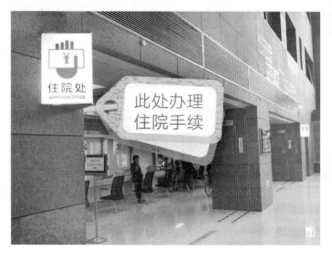

图7 办理住院手续

4. 进入病房后需要完成哪些事情？

办理完入院手续，请在与医生约定的时间内到达病房，首先找到主管医生，询问医生有无特殊安排。若主管医生无特殊安排，请再到护士站，护士会完善进入病房的相关手续。由于出院患者离开病房时间不统一，一部分患者需下午完成检查后才能离开，所以通常护士会

笔记：

通知患者在当日下午两点后再携带入院须知、腕带及既往病历资料至护士站办理手续。

　　进入病房后，医务人员会进行入院评估，包括询问病史和身体评估，会有专门的工作人员向您介绍病区环境、医院制度及注意事项。在手术前会完成手术相关检查，如手术部位相关的 CT、MRI，胸部 X 线片，超声心动，肝功能、肾功能及血液常规、生化、凝血功能等常规检查。

5. 什么是入院评估？应该怎样做？

　　入院评估是医务人员了解患者基本信息、既往病史和目前病情状况的必要方式。医生和护士会通过简单询问及测量体温、血压、身高等指标，了解患者身体健康状况相关的信息。

　　为了保证收集资料的准确，提供更加细致安全的护理，需要患者在被问及相关问题时如实且详尽地回答，重点告诉医护人员过敏史、目前身体所患疾病情况、以前所患过的疾病及做过的手术、此次发现疾病及确诊的经过等。如果有特殊的疾病经历或有需要继续服用的药物等，希望在此时与医务人员仔细沟通，请勿隐瞒或漏报，以免影响后续治疗。

6. 什么是入院宣教？

　　入院宣教即护士告知患者探视、陪伴、订餐的相关制度和规定，对如何保护人身财产安全向患者提供相应的

笔记：

指导，如果护士讲解过程中有任何不理解，可以随时询问，护士还会介绍病房的基本环境，包括病床位置、医生办公室、护士站、开水房、生活垃圾处理室、被服车等。

7. 什么时间能够给患者安排床位？床位是固定的吗？

护士将根据患者的情况来安排床位，有时因特殊情况，如之前提及的出院患者尚有检查未完成，可能需要耐心等待一会儿；因病房手术需要，住院期间患者的床位不是固定的，可能会有变换，届时还请理解、配合护士的工作。

8. 住院后家属可以探视吗？

住院后生活能够自理的患者，家属可凭探视证于每日下午3时至7时进行探视，每次至多进入两人，这样是为了减少与其他患者术后发生交叉感染，也为了保证被探视者及其他患者住院期间得到充分的休息。本病房内还设有重症监护室，主要是对术后重症患者进行集中护理，探视时间为下午3时30分至4时，每次仅可一人进入，探视者需穿着病房提供的隔离衣，消毒双手再进行探视。

9. 住院后家属需要陪伴吗？

入院后，如因病情需要（图8），家属可持1张探视证及押金100元于护士站办理陪住证。陪住时间为中午11时至第二日晨起7时30分，且仅可一人陪住，陪住

笔记：

证应妥善保管，不可借其他人使用。

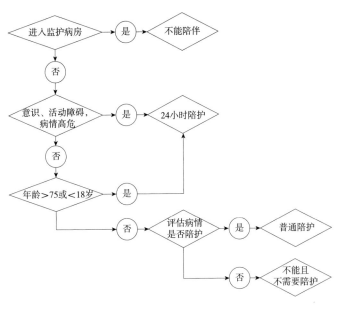

图8 家属陪伴制度

因上午是医护查房、集中进行治疗的时间，每间病房会有责任护士及护理员照顾患者，还请患者的家属按照规定在相应的时间内离开病房。家属陪住不需要另外准备陪住床，病房提供折叠躺椅免费使用，但陪住家属的被褥需自己准备。

10. 住院后怎样订餐？

住院期间，上、下午均有配膳员至病房逐床点餐。

笔记：

如果入院当日办理时间较晚，可请护士帮忙向配膳员临时加餐，并预定次日饮食，加餐时间截至下午 5 点，但加餐选择较少，还请谅解。就餐信息会直接进入食堂的电子系统中，确定点餐后食堂会自动划账，餐费使用完后可至住院处续充，出院时将退还所剩余额。配膳员送餐时间为早 7 时、午 11 时、晚 5 时。配膳员会将分装于一次性餐盒中的饭菜送至床旁，患者只需准备筷子、勺子等餐具即可。

11. 住院后患者可以离开医院吗？

为了保证患者的人身安全和治疗效果，入院后不可以再次离开医院。在入院前签署入院须知时，护士已明确解释过。所以建议在入院前安排好相关事宜，以免带来不必要的麻烦。

12. 医生都在什么时间查房？如何与医生进行有效沟通？

通常情况下，医生每天会在早 8 时至 9 时和晚 5 时至 7 时进行查房，具体根据医生当日手术安排及出诊情况而定。由于患者较多，查房时间有限，患者可提前准备需要咨询的问题，以确保查房时与医生进行有效的沟通。若患者需开药或有不适症状，请随时与主管医生沟通，以免延误病情。

笔记：

13. 住院后应该在哪些方面做好安全防护？

住院期间护士会与大家共同努力，保障患者的人身财产安全。希望患者严格遵守医院规定，不要随意离开院区。在院期间禁止吸烟，禁止使用床头处插座为手机、电脑等设备充电，注意用电、用氧安全。了解紧急疏散通道位置，注意防火安全，打水时小心烫伤。注意保护个人财产安全，将贵重物品交由家属保管，以防被盗或丢失。

需要陪护的患者，特别是 24 小时陪护的患者，家属要看护好患者以避免发生不必要的损伤。对于卧床、行动不便者须注意拉起床档保护，防止坠床；床旁活动需穿着防滑、大小合适的鞋子，小心地面湿滑，并需有人协助，防止跌倒，特别是如厕期间，夜间注意开灯。坐起或站起时要缓慢，避免直立性低血压。

14. 住院后，原来服用的药物还服用吗？

住院后，护士会尽快安排医生接诊。他会向患者了解一些基本情况，包括用药和治疗进展等，然后根据情况告知是否需要继续服用原来的药物。一般情况下，医生会开出新的药物医嘱，护士会根据医嘱定时发放药物。

15. 办理报销手续应该准备哪些资料？

由于各地区报销要求各有差异，请在入院前或入院

笔记：

后及时咨询当地医保办具体报销相关问题，提前准备相关材料。出院时可获得诊断证明书（又叫出院证明或出院小结）、住院费用明细单、患者住院病历复印件。

复印病历方法如下（以北京协和医院为例）：办理完出院手续后，请到病案复印窗口办理登记，登记完成后可办理邮寄或自取业务，因整理病历需要一段时间，因此一般需登记后 10 个工作日才可自取复印病历。在办理复印病历手续时，请携带以下资料：若患者本人进行复印请携带本人的身份证，若代办需携带患者本人的身份证复印件及代办人的身份证原件。

16. 患者需要完善哪些术前检查？

手术前，医生将根据患者的病情完善术前影像学检查、心肺功能检查、血液检查、大小便检查等。若抽取血液化验需做空腹准备时，病房护士将于抽血前一晚通知，并告知相应注意事项。已预约的影像学检查，会有专门人员将预约检查单送至病房。对于需提前通知并需做特殊准备的检查，病房护士会在检查前一晚通知，并详细告知相关注意事项及是否需要家属陪同。检查当日会有外勤人员到病房接患者并陪同到相应的检查地点。

17. 患者在院外已经做过的检查，住院后为什么还要再做？

通常来说，患者在外院做检查的时间距就诊时间间

笔记：

隔较长，各项检查结果可能发生改变；外院的影像学检查可能不能满足医生的诊断需求，如果外院检查结果能够满足诊断和治疗需要，医生不会重复检查。

18. 住院多久后可以手术？

入院后，医生会尽快安排手术，但是为保证手术的顺利进行，一定是在各项检查指标符合标准、手术风险最小的基础上才可以安排，所以还请耐心等待。

19. 门诊医生、手术医生、主管医生有什么区别？

一般来说，患者在门诊就诊于哪位医生，这位便是患者的手术医生（也称主刀医生），入院后，还会为患者安排一位主管医生，主要负责查体、询问病史、诊疗、辅助主刀医生手术等。

20. 为什么入院后要输入甘露醇？为什么甘露醇要快速输入？

由于肿瘤占位效应，胶质瘤患者颅内压水平高于正常值。甘露醇是目前最常用的脱水药，具有组织脱水作用，不易由毛细血管渗入组织，因而提高了血浆胶体渗透压，导致组织（包括眼、脑、脑脊液等）细胞内水分向细胞外转运，从而使组织脱水，降低水肿，降低眼压、颅内压以及脑脊液容量和压力。

手术前，肿瘤占位效应没有去除，因此，为更好控

笔记：

制头痛、恶心、呕吐等症状，术前会为您进行脱水降颅压治疗，主要方法为静脉输入 20% 甘露醇。一般要求 20% 甘露醇需要在 20～30 分钟内快速滴注完毕方能起到良好降低颅内压的效果。

21. 为什么夜间还要输入甘露醇?

甘露醇用药 10～20 分钟后颅内压开始下降，达峰时间为 30～60 分钟，降压效果可持续 3～8 小时。临床医生评估病情后选择使用频率，以达到最佳降颅压效果，通常有 3 种用药频率，即每 12 小时 1 次、每 8 小时 1 次、每 6 小时 1 次，所以使用甘露醇的患者夜间也需用药。

22. 为什么快速输入甘露醇时会出现血管疼痛?

甘露醇是高渗性液体，对血管的刺激性较大，加之需要快速静脉输入，所以一些对刺激敏感的患者会感到血管疼痛。但静脉炎、药液外渗也会导致局部疼痛，出现药液外渗，不但无法达到疗效，还有可能导致局部组织的变性坏死。因此当出现疼痛时，一定要通知医务人员进行检查。护士建议输入甘露醇的患者选择留置中心静脉导管，如 PICC、输液港等。

23. 什么叫作静脉留置针? 使用它有什么好处? 有什么注意事项?

静脉留置针也就是常说的套管针，通过特殊的设

笔记:

计，最终将一根软管留置在血管内，并通过这根软管输入药液（图9）。

由于静脉留置针材质柔韧，相比于钢针对血管的刺激性要小很多，也不容易刺破血管，所以可留置在血管内数天。一方面，对输液肢体活动的限制变小：即使在输液的时候，对日常生活包括吃饭、拿物品、下床等活动的影响不太大，因此对血管的选择范围扩大了，穿刺成功率有所提高。另一方面，由于可留置性，减少了穿刺次数、保护了血管、减轻了患者痛苦。

静脉留置针有诸多优点，但仍需要患者在使用过程中多加注意。注意事项如下：

（1）为了更好地保护静脉留置针，在留置针留置期间，穿刺肢体可以进行必要的日常活动，但不可过度活动，也不可以提重物，以免因留置针在血管内移动导致静脉炎及血流不畅，而致使套管针内血液凝固，缩短留置时间。

（2）静脉留置针并非一劳永逸，而是受个人体质、药液性质、血管条件、个人对留置针的保护程度、疾病原因等诸多因素影响。每一根静脉留置针的留置天数是不固定的，根据治疗时间长短可能需要多次穿刺。

（3）护士会每天对静脉留置针的情况进行评估，有些时候虽然留置针仍能将液体输入，但是由于一些其他原因，比如说低速不能达到要求、静脉炎、药液外渗等，护士需要将留置针拔除，希望您能配合。

笔记：

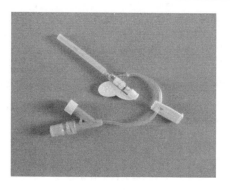

图9 静脉留置针

（4）留置针留置期间请保证手部皮肤的清洁，洗手时注意不要将贴膜打湿以减少感染的风险。

（5）如果发现留置针穿刺点及周围出现红肿、疼痛、渗血或其他不适时请及时告知护士。

24. 为什么输入甘露醇时留置针留置时间很短？

甘露醇是高渗性液体，使用时需要快速静脉输入，对血管刺激性较大，且输入频率较高，所以输入甘露醇时留置针留置的时间很短。医务人员一般会选择粗且直的血管进行穿刺，但是随着用药时间的延长，穿刺难度也越来越大，因此患者一定要避免由于自身疏忽导致静脉留置针脱出、毁坏，尽量延长留置针的留置时间。

25. 输入甘露醇后会出现哪些症状？

甘露醇是高渗性脱水药，使用后常常会出现口渴、

笔记：

尿量增多等症状，属于正常现象。

26. 甘露醇、甘油果糖、甘油合剂有哪些异同？

药 物	相同点	不同点
甘露醇	功能：脱水降颅压	用药途径：静脉滴注 输液速度：20~30分钟 降压效果：起效迅速，持续时间短 不良反应：肾损伤较大；水、电解质紊乱；发热；寒战；排尿困难；静脉炎；药液外渗导致的组织水肿、皮肤坏死
甘油果糖		用药途径：静脉滴注 输液速度：1~1.5小时 降压效果：起效缓慢，持续时间长 不良反应：肾损伤较小；一般无不良反应，偶有瘙痒、皮疹、头痛、恶心、口渴和出现溶血现象
甘油合剂		用药途径：口服 用药频次：每日3~4次 降压效果：起效缓慢 不良反应：恶心、呕吐、咽部不适、口渴

27. 为什么手术前总是抽血？

如果术前检查结果显示有异常，需要在术前对患者进行一定的治疗并定时进行复查，以减少手术风险。另外，若术前长期进行甘露醇治疗，可能会造成水、电解

笔记：

质紊乱，还可能对肝肾功能产生一定影响，因此使用甘露醇期间要定期采血监测相关指标，以利于及早发现异常及时处理。

28. PICC 是什么？

PICC 即经外周静脉穿刺中心静脉置管（peripherally inserted central venous catheters，PICC），利用导管从外周手臂的静脉进行穿刺，导管直达上腔静脉（图10）。它不同于外周静脉留置针，由于导管末端直达上腔静脉，可以避免化疗药物和高渗液体与手臂静脉直接接触，加上大静脉的血流速度很快，可以迅速冲稀输入的液体，因此可以避免刺激和损伤外周血管，能够有效保护上肢静脉，减少静脉炎的发生，减轻患者的疼痛（图11）。

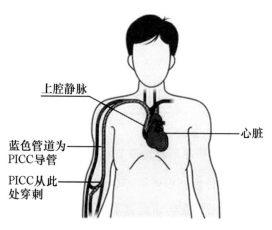

图10 PICC 在静脉内走向

笔记：

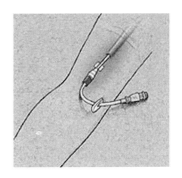

图 11　PICC 导管外露部分

29. PICC 能用多久?

PICC 的使用时间与导管质量及后期维护有关，维护良好一般可使用 1 年或遵照产品说明书。

30. PICC 可以报销吗? 费用会比留置针高吗?

PICC 可以报销，通常一次 PICC 置管的费用在 1000 ~ 2000 元，费用约是普通留置针的 15 倍。但是由于它可以长期使用，因此对于长期输液的患者以及血管条件差的患者来说，性价比要高于普通留置针，不但可以避免反复穿刺外周静脉留置针的痛苦，还可以有效地避免药液外渗，确保药物治疗效果。

31. PICC 留置和使用过程中有风险吗?

PICC 属于深静脉置管，是有创操作，因此会有一定

笔记:

的风险，其并发症包括穿刺失败、穿刺点出血或感染、穿刺导管堵塞及脱出、静脉炎、静脉血栓等。通过护士每天的观察及日常维护，可以在很大程度上减少并发症的发生。

32. 留置 PICC 会不会很不方便？

留置 PICC 对穿衣、洗澡、活动等会有一些影响，在日常生活中需注意保护，避免管路的脱出和污染，比如穿衣时需避免刮蹭、衣袖不可过紧、留置 PICC 肢体不可提重物、洗澡时避免污染穿刺点等，但对生活影响并不是特别大，稍加注意即可解决。

33. PICC 有哪些优势？

（1）因置管穿刺点在外周表浅静脉，比直接进行深静脉穿刺安全，血管的选择范围较大，穿刺成功率高，穿刺部位肢体的活动不受限制。

（2）可减少因反复静脉穿刺给患者带来的痛苦，穿刺不受时间地点限制，可直接在病房操作。

（3）PICC 导管材料由特殊聚氨酯制成，有良好的组织相容性和顺应性，导管非常柔软，不易折断，置管后的患者生活基本不会受到影响。

（4）因导管可直接进入上腔静脉，此处血流量大，可迅速降低液体渗透压或化疗药物造成的局部组织疼

笔记：

痛、坏死、静脉炎等。早期进行置管的患者在化疗过程中基本不会出现静脉损伤，确保化疗过程中能有良好的静脉通道，顺利完成化疗。

34. PICC 如何维护及使用有哪些注意事项？

患者应保持局部清洁干燥，不要擅自撕下贴膜，贴膜有卷曲、松动、贴膜下有汗液时，请护士及时更换。并避免使用带有 PICC 一侧手臂过度活动，避免置管部位污染。带管期间可洗淋浴，洗澡时可外裹保鲜膜，若透明敷贴内进水应及时到医院更换。患者出院后带管间歇期间若出现穿刺点红、肿、疼痛、有出血及分泌物等情况，出现导管脱出、导管断裂、敷料脱落等情况应及时回医院处理。

35. PICC 多久需要换药？

置管术后 24 小时内更换贴膜，并观察局部出血情况，以后酌情每周更换 1~2 次。若发生污染应及时更换。更换贴膜时，护士严格遵守无菌操作流程，并注意观察穿刺点有无发红、肿胀、渗血及渗液；导管有无移动，是否脱出或进入体内；贴膜有无潮湿、脱落、污染，是否到期。患者及家属不可自行更换敷料。目前大部分三甲医院均有 PICC 维护门诊，请到医院请专科护士进行 PICC 管路维护。

笔记：

36. 留置 PICC 后可以洗澡吗？

携带 PICC 的患者可以淋浴，但应避免盆浴、泡浴。淋浴前先用家用保鲜膜包裹 PICC 贴膜，再用干燥毛巾包裹一层，最后再用保鲜膜在干燥毛巾外缠绕 2 ~ 3 圈，上下边缘用胶布贴紧，一共是 3 层。淋浴后检查贴膜下有无浸水，如有浸水应去医院门诊请护士按操作规程更换贴膜。

37. 什么是输液港？

输液港（Port）是一种完全植入人体的闭合输液装置，包括尖端位于上腔静脉的导管部分及埋植于皮下的注射座。它为患者提供长期的静脉血管通道，适用于肿瘤患者长期化疗、反复抽血、输血及需要长期静脉营养的患者。输液港的优点如下：①隐蔽：Port 完全植入体内，不会像深静脉穿刺导管或者 PICC 导管那样外露在患者体外。一般将输液港埋置在前胸壁，伤口愈合以后完全没有外露部分，保护个人隐私。②安全且并发症少：与常见的深静脉穿刺导管相比，Port 的感染率很低，可以提供长期可靠的中心静脉通道。③生活质量高：不影响患者日常生活（如游泳、洗浴等），大大提高患者生活质量。④护理方便：PICC 置管虽然管路留置可以达到 1 年，但是和 Port 相比还是"小巫见大巫"了，因为 Port 可以使用至少 5 年甚至是终身。日常维护也无需每

笔记：

周护理，只要 1 个月维护 1 次即可，避免多次往返医院。⑤痛苦少：输液时只需将专用无损伤针垂直穿刺入输液港港体。每次穿刺可以用 7 天，不用忍受反复扎针的痛苦和恐惧。⑥为血管条件差患者提供了新的选择：为一些需要长期静脉治疗但 CVC 或 PICC 置管困难的患者提供了不错选择。

38. 输液港多久需要换药？输液港如何维护？

输液港在使用期间每 7 天更换 1 次无损伤针，在这其中无需常规更换敷料，若敷料松动、潮湿、污染时随时更换。冲封管时机：每次使用输液港前后、抽血或者输注高浓度液体后、两种有配伍禁忌的液体之间，都应该用大于 10ml 的注射器抽吸生理盐水脉冲式冲管。其中微量泵等持续输液建议每 8 小时冲管 1 次，避免堵塞。每次输液完毕后应用浓度为 100U/ml 的肝素液正压封管。治疗间歇期无需敷料覆盖，每 4 周冲管、封管 1 次。同时需观察穿刺点及周围皮肤有无红、肿、热、痛等炎性反应；不影响从事一般性日常工作，家务劳动，轻松运动；避免使用同侧手臂提过重的物品、过度活动等，如引体向上、托举哑铃、打球、游泳等活动度较大的体育锻炼；避免重大撞击输液港部位；在沐浴过程中要保护穿刺部位；女性患者避免胸罩带在连接区域摩擦；严禁高压注射造影剂，防止导管破裂。

笔记：

第二章 术 前

1. 胶质瘤患者手术治疗的目的是什么？

手术治疗是治疗胶质瘤的首选，也是最有效的方法。但是基于胶质瘤的生长特点，手术不可能完全切除肿瘤，所以手术目的主要有以下几个方面：

（1）明确病理诊断。

（2）减少肿瘤体积，降低肿瘤细胞数量，为辅助放/化疗创造条件。

（3）改善或缓解高颅压症状。

（4）延长生命并为随后的其他综合治疗创造时机。

（5）获得肿瘤细胞动力学资料，为寻找有效治疗提供依据。

（6）降低类固醇药物使用，维持较好的生存状态。

2. 所有的胶质瘤都适合手术治疗吗？

尽管手术治疗是胶质瘤治疗的主要方式，但是并不是所有患者都适合手术治疗。患者是否实施手术需要考虑以下因素：患者年龄、身体状态、肿瘤数目和部位、新发还是复发肿瘤、复发距离前次手术时间、是否存在其他非肿瘤疾患、手术及非手术的利弊及预计生存期。

笔记：

3. 哪些患者适合手术治疗？

胶质瘤手术分为两种，一种是肿瘤切除术，另一种为病理活检术。

肿瘤切除术的适应证包括 CT 或 MRI 提示颅内占位；存在明显的颅内高压及脑疝征象；存在由于肿瘤占位而引起的神经功能障碍；有明确癫痫发作史；患者自愿接受手术。

病理活检术的适应证包括合并严重疾病，术前神经功能状况较差；肿瘤位于优势半球，广泛浸润性生长或侵及双侧半球；肿瘤位于功能区皮质、白质深部或脑干部位，且无法满意切除；需要鉴别病变性质。

4. 哪些患者不适合手术治疗？

手术切除的常规禁忌证为严重心、肺、肝、肾功能障碍及复发患者，一般状况差不能耐受手术者。非常规禁忌证还包括患者术前出现严重的颅内高压症状或已存在脑疝，常规术前使用脱水药物后功能无改善者。对于功能区胶质瘤需行唤醒麻醉手术者，禁忌证还包括存在意识障碍或重度认知障碍；有明确精神病史；沟通交流障碍，存在严重神经功能缺失或难以配合完成术中指定检测任务；心理发育迟滞；患者不能长时间耐受固定体位。

5. 胶质瘤患者什么时候做手术比较合适？

手术往往是胶质瘤治疗的第一步，它不仅可以提供

笔记：

最终的病理诊断，而且可以迅速去除大部分的肿瘤细胞，缓解患者症状，并为下一步的其他治疗提供便利。因此，在符合手术指征的情况下应尽早进行手术，以为下一步治疗争取时间，并避免肿瘤迅速发展导致患者症状加重而失去手术时机。

6. 目前有哪些技术为胶质瘤患者的手术治疗保驾护航?

新近发展的术中辅助神经外科治疗技术为尽可能多地切除肿瘤组织提供了有利条件。如：

（1）神经外科导航系统（图 12）：实现了颅内目标的精确定位，并可动态跟踪指示靶点，大大提高了手术精确程度，被称为神经外科技术史上的一次飞跃。

（2）内镜（图 13）：可到达颅内深部结构；术者可在直视下操作，大大地减少了对周围组织的损伤，使患者能在短时间内得到康复，住院时间缩短。

（3）术中 MRI 辅助治疗（图 14）：术中 MRI 能有效弥补术中定位的缺陷，其中术中功能磁共振成像（functional magnetic resonance imaging, fMRI）可无创地对大脑神经功能活动成像，避免了术中神经功能的损伤，提高了患者术后生存质量。

（4）清醒开颅手术：术中患者始终处于清醒状态，以电极刺激确认功能区，术中能准确地避开功能区，尽可能地保证患者功能不受影响，提高生活质量。

笔记：

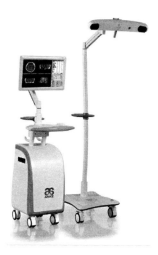

图 12　神经导航系统

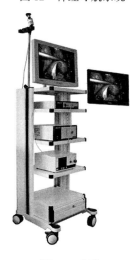

图 13　内镜

笔记：

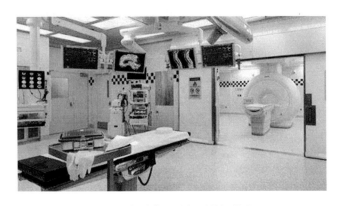

图14　在手术室进行磁共振检查

7. 什么是功能区胶质瘤?

功能区脑胶质瘤是指,根据术前磁共振影像显示,肿瘤累及感觉运动区(中央前回、运动前区、辅助运动区和感觉区),语言区(包括优势半球的颞上回后部、颞中回和颞下回后部、额下回后部、额中回后部、缘上回、角回等),顶叶视空间认知功能区,计算功能区和基底节或内囊、丘脑、距状沟视皮质等皮质及皮质下结构的重要功能区(图15)。

笔记:

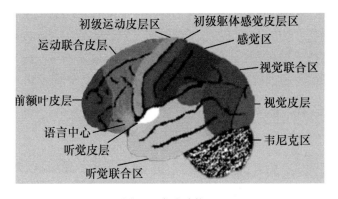

图15 大脑功能区

8. 功能区胶质瘤的手术策略是什么？

对于功能区脑胶质瘤患者，肿瘤切除策略是在保留重要功能结构的前提下，按照功能边界切除肿瘤，即达到最大安全地切除肿瘤。因此患者手术时会采用术中唤醒配合术中脑功能定位技术，脑功能定位技术由脑成像（包括功能磁共振、脑磁图、弥散张量成像等）、术中电刺激和电生理监测等技术综合构成，可提高脑胶质瘤手术安全性，对达到最大限度切除胶质瘤，同时最大限度保护脑功能，降低致残率起到很大的作用。

9. 功能区胶质瘤的手术后遗症有哪些？

功能区胶质瘤术后可能会造成感觉、运动、语言、视觉通路障碍等并发症。手术后遗症与胶质瘤位置有

笔记：

关，比如处于运动区的胶质瘤，手术后遗症会有偏瘫和癫痫；处于语言区的胶质瘤，手术后会出现失语；胶质瘤位于小脑，手术后会出现平衡障碍；胶质瘤位于脑干部位，手术后患者的运动、感觉、平衡都会受到影响。

10. 非功能区胶质瘤的手术策略是什么？

对非功能区胶质瘤，如能做到全切或次全切除该部分肿瘤，患者将可获得长时间的高质量生存期。根据影像学资料术前确定手术切除范围（包括水肿带而不是肿瘤边界），术中利用神经导航、B超、电生理监测及黄荧光显微镜等技术，在显微镜下达到最大安全程度下的肿瘤超全切除。

11. 非功能区胶质瘤的手术后并发症有哪些？

非功能区胶质瘤手术后并发症包括：

（1）神经及周围组织、血管损伤导致偏瘫、偏盲、偏身感觉障碍、失语等，严重时可能出现昏迷、长期植物生存。

（2）癫痫。

（3）颅内感染、切口感染、切口不愈合以及脑脊液漏。

（4）脑积水。

（5）气颅。

（6）术后脑出血、脑水肿、脑梗死，导致偏瘫、感觉障碍。

笔记：

12. 合并癫痫症状的脑胶质瘤的手术策略是什么?

以对术后癫痫的控制来说，脑胶质瘤全切除优于次全切除。脑胶质瘤全切除后，大部分脑胶质瘤相关癫痫患者能达到无癫痫发作。因此在安全可行的情况下，应尽可能做最大程度病变切除。术前有继发性癫痫大发作及肿瘤有钙化的胶质瘤患者，术后癫痫预后更好。

与单纯切除病变相比，应用癫痫外科手术技术可以提高术后癫痫控制率，特别是颞叶脑胶质瘤相关癫痫的患者，行肿瘤切除联合钩回、杏仁核选择性切除和/或颞叶前部皮质切除后，更利于脑胶质瘤相关癫痫的控制。对于慢性癫痫相关性脑胶质瘤患者，建议酌情采用术中皮质脑电图（ECoG）或深部脑电（SEEG）监测，指导癫痫灶切除范围，以改善患者癫痫预后，提高长期癫痫治愈率。

13. 什么是活检?

"活检"的全称是活体组织检查（biopsy），指应诊断、治疗的需要，从患者体内切取、钳取或穿刺等取出少量病变活组织，进行病理学检查的技术。活检对肿瘤的临床诊断有重要意义，不仅可以确定其组织分类，还可确定其良性或恶性，为治疗提供依据。

笔记：

14. 什么情况下选择活检?

胶质瘤手术活检的推荐适应证:

(1) 老年患者或患有严重合并疾病。

(2) 术前神经功能状况较差(KPS < 70)。

(3) 优势半球浸润性生长广泛或侵及双侧半球。

(4) 位于功能区皮质、白质深部或脑干部位,临床无法满意切除的病灶。

(5) 脑胶质瘤病。

活检主要包括立体定向(或导航下)活检和开颅手术活检。立体定向(或导航下)活检适用于位置更深的病灶,而开颅活检适用于位置浅表或接近功能区皮质的病灶。开颅活检比立体定向活检可以获得更多的肿瘤组织,满足精确诊断需要。

15. 什么是立体定向活检?

立体定向神经活检技术(stereotacticbrain biopsy,SBB)是指依据立体定向原理,结合影像学检查数据,利用有框架或无框架定向仪、神经导航仪、立体定向机器人等设备引导活检针小孔下进入颅内预定部位获取待检组织的一种技术。它具有易操作、准确性高、微侵袭等特点,已被广泛应用到颅内病变的诊断中(图16、图17)。

笔记:

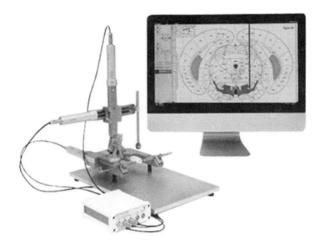

图 16 立体定向活检仪

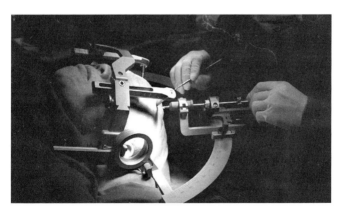

图 17 立体定向活检术

笔记：

16. 立体定向活检的意义是什么？

颅内病变的治疗必须依据可靠的术前诊断，但有部分病变因临床特征及影像学表现不典型，术前难以诊断；部分患者病变位于脑深部、功能区及多发病灶，开颅手术风险高。立体定向活检术相对安全、创伤小、定位精确，已经成为颅内疑难病例诊断的有效手段。许多患者通过立体定向活检明确病理诊断，从而为下一步治疗提供理论依据，立体定向活检术也可作为局部治疗手段进行治疗。

17. 活检术的风险和创伤大吗？

活检术并发症发生率较低，相对安全。但作为一种有创操作，仍然存在一些风险。主要并发症包括术后感染、再出血、癫痫、偏瘫、失语等，这些并发症大多发生在术中或术后 24 小时内。最主要的并发症为术后再出血，究其原因可能与肿瘤的血供丰富有关。

18. 医生如何选择活检术的靶点？

一般认为病灶累及一侧多个脑叶，活检靶点应选择距离皮层较表浅的位置和非功能区；如果病变累及双侧大脑半球，则优先选择非优势半球；如果病变同时累及幕上和幕下，最好选择幕上病灶，以有利于手术操作；

笔记：

如病灶有明显强化，则尽量选择增强区域；如病灶无明显增强，则以 T2WI 高信号区中心为靶点。

19. 手术和活检会刺激肿瘤生长吗？

肿瘤生长有可能是肿瘤发生了复发、恶变或出现转移。目前没有证据证明外科手术可以引起癌症细胞的生长。

20. 胶质瘤手术后多久能恢复？

如果术后无并发症，术后恢复良好，术后 1 周拆线后即可出院。但出院后还要根据肿瘤的性质进行相应的放化疗等后续治疗。

21. 胶质瘤手术后能否痊愈？

胶质瘤治疗中，手术是基础治疗，但单纯手术治疗往往不能达到最佳疗效，还要配合放疗、化疗和基因治疗等治疗手段。由于高级别脑胶质瘤的浸润特性，肿瘤切除程度是高级别脑胶质瘤的独立预后因素之一，术后放疗可以取得显著的生存获益。低级别胶质瘤术后放疗适应证、最佳时机、放疗剂量等一直存在争议，目前通常根据患者预后风险高低来制订治疗策略。对于复发脑胶质瘤，术后放疗联合药物治疗可推荐贝伐珠单抗及替莫唑胺（TMZ），联合治疗能够延长部分患者的无进展生存期（PFS）和总生存期（OS）。

笔记：

22. 如何决定胶质瘤的切除范围?

手术治疗应安全并最大范围切除肿瘤,即以最小程度的组织和神经功能损伤获得最大程度的肿瘤切除。一般切除范围要根据不同患者全身健康状态,疾病严重程度,肿瘤的大小,肿瘤所处的位置等因素综合判断来决定。

23. 胶质瘤的手术风险有哪些?

手术风险包括:

(1)麻醉意外。

(2)心、脑血管意外。

(3)术中大出血,可引起休克甚至危及生命;或因大出血而中止手术。

(4)病灶可能为高级别恶性肿瘤,病变切除不完全,术后复发,预后较差。

(5)术中可能需要去骨瓣,或术后继续放疗、化疗等。

(6)术后可能继发颅内血肿或硬膜外血肿,必要时再次手术清除血肿。

(7)病变较大,血供丰富,术中易损伤桥静脉、神经及周围组织、血管,出现相应损伤症状,如偏瘫、偏盲、偏身感觉障碍、失语等,严重时可能出现昏迷、长期植物生存。

笔记:

（8）术后发生癫痫持续状态，严重时危及生命。

（9）术后发生高热、应激性溃疡等。

（10）术后颅内感染、肺部感染、泌尿系感染、切口感染、不愈合以及脑脊液漏。

（11）术后脑穿通畸形、症状改善不明显，甚至症状加重；术后脑积水，需再次行脑室腹腔分流手术。

（12）因可能输血引起的血液性传播疾病。

（13）术后脑水肿、脑梗死，导致偏瘫、感觉障碍。

（14）术后昏迷，脑水肿严重，颅内压升高甚至脑疝，危及生命。

24. 医生说手术风险很大，术后有很多后遗症，那手术该不该做？该怎样应对？

胶质瘤的治疗往往是采用综合治疗，手术是胶质瘤治疗的第一步，它不仅可以提供最终的病理诊断，也可以有效减轻肿瘤的压迫，为下一步的治疗提供便利。目前的胶质瘤手术已进入了微创时代，并且配合脑功能定位技术的应用，手术更为安全。在手术之前，医务人员也会为患者进行全面地身体检查和肿瘤相关检查，并与专家进行讨论，确定手术方式，必要时会进行多科会诊，确保手术有效顺利进行，尽量减少并发症的发生。因此，在病情允许的情况下，手术治疗是很必要的，对于术后并发症的发生，患者和家属既要树立信心，也要

笔记：

做好充分的准备，一旦发生，请配合医生进行相应治疗，尽量减低并发症对身体造成的伤害。

25. 女性胶质瘤患者月经期为什么不可以手术？

女性患者月经期的血液不易凝固，因此术中创面渗血增多，影响手术效果，还有可能导致术中出血过多，增加手术不必要的风险。另外，月经期时自身抵抗力下降，也会影响伤口的愈合和疾病的恢复。因此，女性还是尽量等到经期过后再请医生安排合适的时间进行手术。

26. 手术前需要做哪些检查？

（1）头 CT：是利用 X 线束围绕身体某一部分做一个断面的扫描，扫描过程中由灵敏的检测器记录大量的信息，经电子计算机计算出该断层面各点 X 线吸收数值，用不同灰度等级显示身体横断层的结构。可见低密度或高密度的病灶。

（2）头部 MRI：为磁共振成像，可做横断、矢状、冠状和任意切面的成像，由不同的扫描序列可形成各种图像，对软组织有较好的分辨力。可以见不同强度的 T1、T2 信号。

（3）抽血检查：如血常规、肝肾功能、凝血、输血八项等。以确定患者是否能够耐受手术。

（4）尿常规：以排除患者是否有肾脏功能异常及尿

笔记：

路感染。

（5）心电图：利用心电图机从体表记录心脏每次心动周期所产生的电活动变化，辅助排除心脏疾患。

（6）超声心动：利用脉冲超声波透过胸壁、软组织测量其下各心壁心室及瓣膜等结构的周期性活动排除心脏疾患。

（7）肺功能：检测呼吸道的通畅程度，肺容量大小，以确定患者是否能耐受全麻手术。

27. 如果可以手术，如何知道手术日期？

为了保证手术安全，将手术风险降到最低，需要完善各项术前检查，以评估患者的身体能否耐受手术。主管医生会在相关检查及专家讨论完成后，尽快安排手术。一般情况下手术前两三天，主管医生会告知大概手术日期，手术前一天会确定手术日期及台次。

28. 具体的手术时间怎么安排？

因为每一个手术间都会安排多台手术，只有上一台手术快结束时才能接下一台的手术患者进入手术间。所以如果患者是第一台手术，手术室工作人员会在早上7点左右来病房接患者。如果不是第一台手术，则无法预计具体的手术时间，需要根据上一台的手术时间而定，医生会告诉一个大概的时间段，请在病房耐心等待。

笔记：

29. 手术前医生会找患者谈话吗？什么时间谈话？

一般情况下，手术前一天，主管医生会找患者及家属进行谈话，告诉手术中注意事项以及手术风险，手术风险过大时可能需要律师对谈话内容进行公证。麻醉师还有手术室的护士也会在手术前进行术前访视，评估身体状况，了解有无手术经历，有无麻醉药及其他药物的过敏史，有无义齿（假牙）及松动的牙齿，有无高血压、心脏病等基础病。以上访视，如遇到节假日或周末可能会提前。手术前一天，护士会对患者进行术前宣教，告知手术具体注意事项和需要准备的物品。

30. 手术谈话必须要家属参与吗？什么样的家属可以签字？

所有的手术都存在着风险，有可能出现心脑血管意外、术中大出血、术后颅内感染等并发症，甚至出现昏迷或死亡。医生在手术谈话时会告诉患者和家属所有的手术风险，在患者和家属了解之后，可以选择做或者不做手术。所以必须由患者的直系亲属参与手术谈话充分了解手术风险，如果没有直系亲属，患者可以委托一名最信任的家属进行谈话签字。同时还需要患者及家属共同签订一份授权委托书，如果手术中或手术后出现意外，患者所委托的家属可以帮助患者处理相关事宜，做出决定。

笔记：

31. 手术前为什么又要抽血?

手术中存在各种风险,其中之一为术中出血过多,情况危急时甚至会危及生命,需要立即输血。在输血之前,需要拿患者的血液样本和准备输注的血进行交叉配血试验,当彼此不出现凝集反应的时候,才可以在危急时刻用于输血。因此手术前需要采集血样进行配血,避免出现输血反应。但是手术前的备血只是为了做好必要时输血的准备,并非一定会被使用。

32. 手术前为什么要剃头?

为了让手术视野更加清晰,并且减少毛发定植细菌引起手术感染的机会,手术前需要进行皮肤准备,也就是剃头。剔除头发之后需要进行清洗,患者可准备漂亮的帽子在剃头后佩戴。

33. 手术前为什么要灌肠?

手术前灌肠的目的是为了预防患者在麻醉后肛门括约肌松弛,排便于手术台上,污染手术台,并可减轻术后腹胀和便秘。通常采用的方法是将甘油灌肠剂灌入肛门内,促进排出宿便。

34. 手术前需要准备什么东西?

手术前需要提前准备好手术后的生活必需品,每个

笔记:

医院的要求可能不同。以北京协和医院为例，需要患者准备以下物品：带刻度的奶瓶（手术后喝水用，方便使用并且可以记录术后的饮水量），一次性尿垫（手术中使用麻醉药物，手术后可能会出现恶心呕吐，使用一次性尿垫垫于头下，可以保持床单的清洁，使患者感觉更加舒适），湿纸巾，抽纸巾（手术后呕吐时使用），勺子（手术后饮食需要从流食、半流食、普食逐渐过渡，勺子方便进食），脸盆和毛巾（供手术后擦拭身体使用）。

35. 如果手术前紧张睡不着怎么办？

手术后患者可能会觉得不舒服，影响睡眠，所以术前一天晚上您尽量争取好好休息。如果因为紧张、担心手术效果、害怕手术有意外而无法入睡，您可以在手术前一天晚上9点以后找病房护士，联系值班医生，给予口服的安定药物。偶尔服用镇静药物不会产生依赖性。

36. 手术前可以洗澡吗？

手术后患者需要卧床一段时间。有些患者术后第一天即可下地，有些患者可能术后需要卧床休息2～3天，甚至更长，因此术后有一段时间不可以洗澡。不过术后护士会为患者擦拭身体，保持身体的清洁，以减少术后感染的概率。建议患者在手术前一天晚上洗澡，注意及时擦干身体及头发，谨防感冒。

笔记：

37. 手术当天需要做哪些准备？

手术当天需去除佩戴的饰品及贵重物品。手术当日早晨，护士会为患者测量生命体征，包括体温、脉搏、呼吸、血压，并有可能遵医嘱监测血糖。护士会准备好手术用药，要带入手术室的病历；患者需要准备好MRI、CT等影像学图片。在手术期间，病房护士会准备好麻醉床和干净的衣裤，以及需要用到的生命体征监测设备，等患者术毕归来。

38. 手术前家属的主要准备工作和禁忌是什么？

请准备好术后需用物品及患者影像学资料，如患者或患者的直系家属有献血证明，可同时携带献血证明。请尽量陪伴和鼓励患者，不要过度恐慌和焦虑，并尽量避免患者情绪波动，此时家属是患者最大的依靠，希望患者可以从家属那里得到无限的支持以获得战胜疾病和手术的信心。

39. 手术前平时吃的药物还可以吃吗？

入院当日主治医生会进行入院评估。请患者如实告知医生平时的服药情况，包括药物名称、药物剂量和服药频率。有些抗凝药物或者其他特殊药物需要在手术前几日停药，具体服药情况请遵照主管医生医嘱执行。

笔记：

40. 手术当天需要服用药物吗?

手术前一日主管医生和麻醉医生会对患者进行术前访视,将患者整体情况、手术需要以及次日手术台次进行综合评估,再告知手术当日是否需要继续服药或是暂停服药。有些药物如降压药、麻醉师或者主管医生要求手术当天必须口服的药物等,可以在手术当天早 6 点以一小口水送服,饮水一定不要多。

41. 手术当天不让喝水吃饭,如果患者口渴或低血糖了怎么办?

为了预防患者因为禁食禁水时间过长造成的低血糖,医生会静脉输注一些液体以补充水分和糖分。如果医生没有为患者补液的话,当患者口渴或者感觉不舒服时,可以找到责任护士,联系医生进行输液。另外也可以通过漱口减轻口渴的症状,但一定不要喝水。

42. 手术当天可以刷牙吗?

手术当天要求禁食禁水以预防术中发生窒息,但是正常刷牙和漱口对手术没有任何影响,所以手术当天是可以刷牙的。

笔记:

第三章　术　　中

1. 患者怎么去手术室？需要注意什么？

手术当天，会有手术室工作人员推手术车到病房来接患者。如果不是当天第一台手术，则时间不定，取决于前一台手术的完成情况，还请耐心等待。患者上手术车时，需要将衣物、饰品、鞋袜、眼镜全部脱掉，交给家属保存，病号服只需放在病床上即可；如果有可摘除的义齿（烤瓷牙除外），一定要摘除，如有活动的牙齿，请告诉手术室工作人员，否则在麻醉进行气管插管时有可能使义齿或活动的牙齿脱落，一旦掉入气管内有可能造成窒息，非常危险。

术中医生需要各类影像学检查，如头部磁共振、CT、胸部 X 线片等，请提前准备好，交由手术室工作人员一起带到手术室。手术后您有可能会调换床位，因此请家属将术后必需品留下，其余物品一律带走，尤其是贵重物品请家属妥善保存。

2. 进入手术室后的流程是什么？

手术室人员会将患者从病房送至手术室，先在等候区等候，待巡回护士核对病历信息及患者身份后会送患者进入手术间。进入手术间后，医务人员会协助患者从

笔记：

手术车转移至手术台上面，主管医生、麻醉医生、巡回护士等会多方核对患者的姓名、性别、床号、诊断、手术名称、手术部位、药物过敏史、实验室检查结果、术区备皮情况。护士会为患者连接监护仪器，监测呼吸、心率、血压、血氧等指标，以保证生命安全。随后麻醉师会使用麻醉药物，待患者处于麻醉状态后，医生开始手术。手术结束后，患者进入麻醉恢复室，待神志清楚后拔除气管插管，返回病房。

3. 手术前、手术中家属要在哪里等候？是否可以进入手术室？

手术前患者需要安静休息，不建议家属陪伴，以免交谈过多造成情绪波动太大，所以手术前请家属在病房外等候。

在手术的过程中，大部分医院都安排了专门的手术家属休息区。比如在北京协和医院，在外科楼的一层、二层，均设有手术家属休息厅，手术期间，请患者家属在此等候。

手术需要医护紧密配合，所有人员都处于高度紧张的状态，为了确保手术有条不紊地进行，手术室内应尽量减少无关人员进入。所有人员进入手术室均要刷手并穿隔离衣，以保障手术室的无菌环境，而这些都是需经正规培训和考核的专业操作技术，因此为了保证患者的安全以及手术的顺利进行，家属不可进入手术室。

笔记：

4. 家属如何知道手术进展？

手术室人员来接患者进入手术室后，家属可在手术家属等候区等候，随时关注大屏幕及广播信息，休息厅的大屏幕会显示患者手术进度，包括患者等待手术，正在麻醉，正在手术，恢复麻醉，患者返回病房等状态。如果手术中有特殊情况需要家属处理时，也会通过家属休息厅联系家属。当手术结束时，大屏幕会显示患者返回病房，看到此条状态时请家属立即返回病房。

5. 手术中患者会疼痛或不舒服吗？

目前手术大部分采用静脉麻醉联合吸入麻醉的方式，手术过程中患者会像睡着一样，不会感觉到疼痛或不舒服。根据麻醉使用的镇痛药物的种类、用量、代谢时间不同，术后疼痛的程度和时间也不一样；而且每个人对疼痛的感觉并不一样，反应也有会所不同，有些患者觉得不太疼，还有些患者则会觉得疼得无法忍受。不过，手术后有疼痛和不舒服都是正常的，如果患者感觉疼痛剧烈，医生可以根据具体感受开具镇痛药物。

6. 手术大约持续多长时间？

每个人肿瘤的位置、大小、性质、质地均不相同，而且个人身体条件和基础疾病也不相同，因此无法确定手术的具体时间，手术难度越大则手术时间越长。另

笔记：

外，进入手术室后要经历等候、麻醉、手术和恢复麻醉，之后才可以回到病房，因此整体在手术室的时间会长于手术进行时间。

7. 手术中需要输血吗？

护士会根据术前血液检查指标、术中失血情况、术中生命体征的情况以及预计手术结束时间等综合评定决定是否需要输血。

8. 输血有哪些风险？

（1）过敏反应：过敏反应包括荨麻疹、血管神经性水肿、关节痛、胸闷、气短、呼吸困难、低血压休克等。

（2）非溶血性发热反应：输血后短期内或输血过程中即发生寒战、发热，患者体温可达 38～41℃，同时出现恶心、呕吐、皮肤潮红，反应持续 1～2 小时，然后出汗、退热。

（3）溶血反应：溶血反应是指输入的红细胞或受血者的红细胞发生异常破坏而引起的一系列临床症状，为输血中最严重的不良反应。

（4）大量输血后反应：大量输注可导致循环负荷过量。由于库存血中的血小板破坏较多，使凝血因子减少，可导致受血者发生出血反应。另外大量输血随之将大量的枸橼酸钠输入受血者体内，患者可出现枸橼酸钠中毒，表现为肌肉震颤、手足抽搐，严重者血压下降、心室纤颤等。

笔记：

（5）感染疾病：虽然所有的血液制品都会经过严格检测，但是由于窗口期的存在，仍然有可能因为输血传播一些疾病，包括细菌性、病毒性、寄生虫还有螺旋体类的疾病，但发生率很低。

9. 什么叫自体血回输？

自体血回输是指利用血液回收装置将患者体腔积血、手术中失血，以及术后引流血液等经回收、抗凝、浓缩等处理，再将其回输给患者本人的一种输血方法，是通过回输术中失血以满足患者自身血容量的一种血液保护措施。自体血回输不需要做血型鉴定和交叉配血实验，不会产生免疫反应，既能节省血源又能防止因输异体血而导致的疾病。

10. 手术中需要导尿吗？

大部分手术需要在患者全麻状态下进行。全麻状态下，患者的膀胱功能被抑制，不能正常排出和控制尿液，而且术中需要对患者进行大量补液以及监测出入量情况，因此大部分患者术中是需要导尿的。

11. 什么是术中磁共振？

术中磁共振是指在手术进行过程中对患者进行磁共振检查。术中磁共振技术能有效弥补正常脑组织及脑偏移造成的定位不准确，避免术中患者神经功能损伤，协

笔记：

助术者准确定位。由于胶质瘤边界与正常脑组织分界不清晰，加之部分肿物切除时造成脑组织的偏移，尤其在重要功能区附近的肿瘤，若术者无法判断出肿瘤的边界，此时应用此项技术可有效提高手术效果，减少并发症的发生。

12. 什么是术中唤醒麻醉?

术中唤醒麻醉技术指通过麻醉控制使患者达到最佳的镇静状态，在需要时可以唤醒患者，再运用神经电生理技术进行神经解剖功能定位，并在其配合下最大限度地切除肿瘤，并保护患者脑功能。

13. 哪些患者可以行术中唤醒麻醉?

（1）病变累及脑功能区或手术切除范围涉及脑功能区皮质及皮质下白质纤维的胶质瘤患者。

（2）功能区顽固性癫痫患者。

（3）年龄超过 14 周岁者。

（4）无明确精神病史或严重精神症状者。

（5）意识清楚，认知功能基本正常，并且术前能配合完成指定任务者。

（6）同意接受唤醒手术者。

14. 术中唤醒麻醉有什么注意事项?

术中避免过度扭曲转颈部防止发生静脉回流和通气

笔记：

障碍,同时避免颈部关节及神经损伤,头部高于心脏水平,这样可降低双侧颈静脉压和颅内压,侧卧位时需防止患者坠床和避免臂丛神经损伤。

15. 什么叫术中电生理监测?它有什么意义?

术中电生理监测是指手术过程中通过中皮质或皮质下电刺激来诱导神经功能改变从而定位脑功能区的方法。胶质瘤手术在切除病灶的同时,周边重要的功能结构被牵拉推移,会造成缺血缺氧,严重者造成功能障碍,术中神经电生理监测技术可以通过神经传递电生理信号变化,了解脑组织代谢功能改变,有效协助术者实时全面了解患者的神经功能情况。

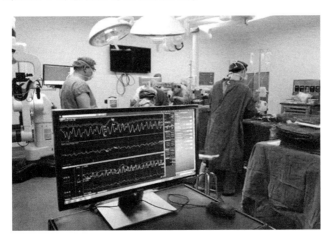

图 18　术中电生理监测

笔记:

16. 什么是术中冷冻？它和最终的病理结果一样吗？

术中快速活体组织病理检查（简称术中冷冻）在组织学中应用广泛，它是将手术中切除的组织在冷冻切片机中快速制片，经过特殊染色后供病理医生进行病理诊断的一种检查。其检查结果能作为术中指导手术方案的参考诊断，具有及时快速的特点，通常在30分钟内可做出病变性质的初步诊断，是目前临床病理检查中最常见的快速制片方法，有不可替代的作用。但由于时间紧迫、送检标本局限、新鲜标本水分对细胞形态的影响、有些病理需要做进一步检查（如免疫组化）等因素，导致冷冻诊断报告不能达到常规石蜡包埋病理切片的精确效果，因此术中冷冻只能作为病理的初步诊断。

17. 什么是绿色荧光技术？

荧光显像技术是术中判断肿瘤边界的新技术，具有应用简便、灵敏度和特异性高等优点。国内外荧光显像方法主要有5-氨基酮戊酸、荧光素钠、纳米荧光探针、靛氰绿、多光子激发荧光。5-氨基酮戊酸在一系列酶作用下形成具有强光敏作用的原卟啉，能够通过已经被胶质瘤破坏的血脑屏障进入肿瘤细胞中聚集，在强光刺激下原卟啉发出红色的光被荧光显微镜接收显示，从而帮助术者安全切除肿瘤细胞。相比白光显微镜手术，荧光手术肿瘤全切率可提高到60%。此技术在高级别胶质瘤

笔记：

手术中精度较高，在低级别胶质瘤手术中的精度则有待提高。

18. 什么是神经导航技术？

神经导航技术将现代神经影像学技术、立体定向技术及显微外科技术通过高性能计算机相结合，动态实时跟踪精确定位的靶点，使手术操作更为精准。在神经导航系统引导下，术前可以利用影像学资料提前标注肿瘤边界，以最小化设计头皮切口及开颅骨瓣从而减少手术创伤，术中尽可能避免损伤周围重要神经血管，同时最大程度切除胶质瘤组织，提高胶质瘤手术治疗效果，提升患者的生存率。

19. 怎么理解手术记录上的全切？

胶质瘤切除得越彻底，患者术后复发的时间越迟，存活时间越长，所以要最大程度地切除胶质瘤，这是临床治疗的需要。全切就是指按照肿瘤边界将肿瘤全部切除，但是由于肿瘤生长的侵袭性，以及对脑功能保护的需要，高级别胶质瘤很难做到完全意义上的全切，部分低级别胶质瘤可以做到全切。

20. 影响胶质瘤全切的主要因素有哪些？

由于颅内中枢神经系统结构复杂，有些胶质瘤生长的位置距离重要结构比较近，因此胶质瘤切除时候需要

笔记：

考虑对重要结构的保护，如运动中枢、感觉中枢、丘脑部位的胶质瘤，手术难度比较大，最大程度切除肿瘤同时又能保护患者的神经功能是最佳之选。

21. 如何评价手术效果？

手术效果要结合患者肿瘤切除情况、手术并发症情况、患者疾病症状缓解程度、神经功能改变情况，以及患者身体一般状况等多方面来进行综合评价。

笔记：

第四章 术 后

1. 手术后的仪器监测和各种管路有什么作用？

患者从手术室安全返回病房后，为了更仔细地观察病情变化，护士会连接一台心电监护仪器来监测心率、血氧饱和度、血压及呼吸情况。同时，护士还会为患者吸上氧气，保证体内氧气的供给；建立静脉通路，即留置一根输液针在血管中输注液体，以扩充血容量并补充能量及电解质；留置尿管并接一个袋子，以便将尿液引流出来并准确观察尿量及尿液性质的变化。

2. 监护仪是什么？

护士所说的监护仪是一种以测量和控制患者生理参数，并可与已知设定值进行比较，如果出现超标可发出警报的装置，它能够对患者的心电、血压、呼吸、血氧饱和度、脉搏等参数进行同步连续监测，为医护人员全面、直观、及时地掌握患者病情提供一个很好的手段，是监测患者生命体征的重要设备。

笔记：

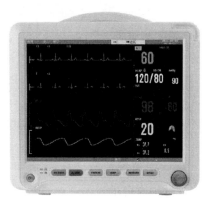

图 19   监护仪

3. 手术后能动吗?

胶质瘤手术大部分都采用全身麻醉方式,即将麻醉药物通过静脉作用于大脑,使患者失去意识和知觉,肌肉松弛,并通过呼吸机辅助呼吸。在患者全麻术后初期返回病房时,可能因为麻醉感觉全身无力,随着麻醉药物的代谢,一般在 4 小时内症状可缓解。您可以在床上活动头部、四肢、翻身,但是需要注意的是,术后为了监测生命体征并给予必要的治疗,患者的身上会连接一些管路和仪器,因此活动时动作要轻,以免管路或者仪器脱落。

4. 手术后什么时候可以下床?

术后返回病房麻醉未全醒时,护士会协助患者采取

笔记:

去枕平卧位，并把头偏向一侧，以预防因呕吐物误吸产生吸入性肺炎或窒息，同时还对舌根后坠所引发的呼吸道梗阻有较好的预防作用。待患者神志清楚、生命体征平稳后，护士会将床头抬高 15°～30°，从而促进静脉回流，减轻颜面及脑部水肿，减缓头痛等不适症状。手术当天因患者身体比较虚弱，并且需要严密监测病情变化，因此不能下床。手术后第一天医生会根据患者具体情况（包括生命体征情况、肢体活动情况、颅内压情况、引流情况等）来决定是否可以下床，在病情允许的情况下，大部分患者可在护士的协助下下床；对于医嘱要求仍需卧床的患者，请不要急躁，配合治疗，护士会每天动态评估情况，鼓励患者在病情允许的情况下尽早下床活动。

5. 手术后会有哪些不适症状？

手术后可能会有一些不舒服的情况，如头痛、恶心、呕吐、尿路不适等，但由于手术范围、麻醉时间、个体耐受能力等，每位患者的体验可能不一致。有任何不适请及时告知护士，护士会根据情况给予必要地处理。

6. 手术后有哪些注意事项？

（1）护士会密切关注患者瞳孔、意识、生命体征、肢体活动的变化并给予相应处理，还请配合。如果患者

笔记：

有头痛明显、肢体活动异常等症状请及时告知医护人员，由医护人员及时处理。

（2）请保持切口干燥及清洁，不要搔挠切口，以利于切口尽早愈合。

（3）如果术后有引流管路，卧床翻身时需要注意不要压到或牵拉引流管，防止引流管路不通顺或脱出。

（4）抗癫痫药物为术后常规应用，特别是术前伴有癫痫的患者，以避免术后早期癫痫发生，降低术后血肿的发生率。

（5）在营养方面，患者可尽早摄入高蛋白、高维生素类的平衡饮食，以促进体力恢复，但要适当控制饮水量，以防止入量过多导致脑水肿加重。术后可能会出现胃部不适，护士会给予抑制胃酸分泌的药物。

（6）卧床期间要尽量采取头高位 15°～30°，并注意多活动下肢，以促进头部静脉回流、降低颅内压，预防肺部感染及下肢深静脉血栓形成。

（7）手术后，护士会为患者预约 CT 及 MRI 检查，以观察手术效果及有无发生颅内出血。

7. 手术后为什么要留置尿管？

全麻手术术中需要留置尿管，以避免尿潴留、尿失禁，同时可以准确监测尿量。术后返回病房后，当天患者无法下床，仍需留置导尿管；有些患者因为手术后偏瘫、意识障碍、颅内高压、留置引流管等原因需要卧床数天，因此会延长尿管留置天数。另外，胶质瘤患者术后需要准确记录出入量以控制脑水肿，一些药物的使用也可能对肾脏造成损害，因此留置尿管有助于准确监测尿量，了解患者的肾功能。

8. 留置尿管有哪些注意事项？

（1）尿管作为异物置入尿道，会有尿路刺激的症状，表现为尿急、尿频、尿痛，会有想要排小便但是总感觉排不出来的症状，对疼痛较敏感的患者会因为尿管的移动产生尿路疼痛，这都属于正常反应，待尿管拔出，排出几次小便后不舒服的感觉就会缓解。

（2）要注意会阴处的卫生，避免出现感染。

（3）每天要摄取足够的水分，进行适当的活动，可达到冲洗尿道的作用，减少尿道感染的机会，同时也可以预防尿结石的形成。

（4）保持尿管引流通畅，床上活动避免尿管受压、扭曲等，以防止泌尿系统感染；小心不要过度牵拉尿管，以防膨胀的气囊卡在尿道内口压迫膀胱壁或尿道，导致黏膜组织的损伤。

（5）离床活动时应将导尿管远端固定在大腿上，以防导尿管脱出，尿道不得超过膀胱高度并避免挤压，防止尿液反流引起感染。

笔记：

9. 什么时候可以拔除尿管?

如术后病情平稳,会在术后 1～2 天拔除尿管,但是,如果因病情需要,医嘱要求卧床、留置引流管或有肢体活动障碍,那么留置尿管的时间会适当延长。

10. 手术后为什么要留置引流管?

术后留置引流管的目的主要是通过引流将血液及脑脊液排出体外,以减轻脑水肿、脑膜刺激的症状,还可起到调节控制颅内压的作用,减轻患者的不适症状,促进康复。

11. 留置引流管有哪些注意事项? 患者及家属需要注意什么?

(1)为了预防感染,需要减少探视及人员流动,要保持置管部位敷料的清洁干燥。如置管处敷料出现渗血渗液及污染,请及时通知医护人员。家属协助患者进食时避免污染引流管及周围。

(2)因为引流管有一定的位置要求,护士会适当限制患者头部的活动范围,为保证引流管通畅,请不要剧烈活动,防止引流管受压、扭曲、打折及脱出,必要时护士会进行保护性约束。患者和家属不可随意垫枕、抬头或抬高床头,以免引流高度的改变影响病情恢复。

(3)护士会随时关注患者的瞳孔、意识、生命体征

笔记:

及肢体活动情况。如出现头痛明显、肢体活动变差等异常症状，请及时通知医护人员。

12. 什么时候可以拔除引流管？

需要根据引流目的、引流量来决定拔管时机。一般当引流量较少，患者病情平稳，一般情况良好时，护士会夹闭引流管 24 小时，如果无不适感，就可以考虑拔管了。

13. 手术后什么时候能够喝水？

术后返回病室时麻醉药物还未完全代谢，患者的吞咽反射还未完全恢复，过早饮水容易吸入气道和肺，造成严重后果。所以，患者刚回病房时不能马上喝水。另外，一些部位的手术会影响到吞咽功能。因此当患者完全清醒后，护士需要评估吞咽功能，吞咽功能正常才可以喝水。若口干、口渴而感觉不舒服，可以使用润唇膏或将润湿的纱布敷在口唇上，使吸入的空气能够得到一些湿化。

14. 手术后什么时候能够吃饭？应该选择什么样的食物？

通常手术当天，因为麻醉的原因患者可能出现恶心呕吐的症状，身体比较虚弱，一般不建议进食，护士会从静脉输入液体保证摄入足够营养。术后第二天如患者

笔记：

吞咽功能正常，可以适当吃一些流食和软的食物，逐渐过渡到半流食、普通食物，水果蔬菜和肉类可根据患者口味而定。

15. 手术后所有症状都能改善吗？

手术后症状的改善程度会因手术方式、肿瘤位置不同而有所不同。待病情平稳度过脑水肿高峰期后（一般为术后 5~7 天），患者颅内压增高症状以及部分肿瘤压迫症状会有所改善，如头痛、呕吐、肢体活动、癫痫等，但不一定能够完全消失。

16. 手术后可能出现哪些并发症？

根据患者的肿瘤位置、手术方式及自身身体状况，术后可能会出现的并发症包括运动或感觉障碍，部分/完全失语，视野缺损，癫痫，脑水肿，颅内出血，脑积水，气颅，颅内感染，伤口愈合不全，伤口感染，皮下积液，脑膜炎，脑脓肿，脑脊液漏，深静脉血栓，肺栓塞，肺炎，尿路感染，菌血症，心肌梗死，消化道出血，水、电解质紊乱等。

17. 术后发热是什么原因？

发热是术后患者最常见的症状。由于疾病的复杂性，术后发热的原因有很多，比如感染、中枢性高热，但是大多数原因为术后吸收热。术后吸收热是指患者行

笔记：

无菌手术后38℃以内的轻度发热，一般在37.5～38.5℃之间波动，是手术后的正常反应，通常3天内会退热。所以术后3天内如果出现发热而且不超过38℃，一般不需要给予特殊的药物治疗，只需要给予一些物理降温措施即可，比如冰袋外敷、温水擦浴，而且护士会加强对体温的监测，不需要特别紧张。

术后24小时内的体温过高（＞39℃），常为中枢性高热，由代谢性或内分泌异常、低血压、肺不张和输血反应等引起。术后3～6日的发热或体温降至正常后再度发热，应警惕继发感染，如手术切口、肺部及尿路感染。若患者伴有剧烈头痛、意识改变、颈强直，则颅内感染可能性大，需配合医生采血、行腰椎穿刺等操作以留取标本、明确诊断，从而进行有针对性的治疗。

在高热期间，护士会加强对患者体温的监测，请一定配合护士，以便及时给予适宜处理。高热期间，患者不必穿太多衣服、盖太厚被子，这样不利于降温。在给予降温药物后，出汗时要注意及时将汗液擦去并适当保暖。

18. 术后多久会出现脑水肿？

脑水肿是脑组织由于各种内源性或外源性的刺激如中毒、缺氧、代谢障碍、感染、创伤、肿瘤等而产生的非特异性反应，会引起脑部功能障碍。脑水肿在颅内病

笔记：

变术前、术中、术后都有可能发生，术前常常是病变引起，术后脑水肿主要与手术创伤有关，发生于术后第2～5天，术后5～7天逐渐消退。

19. 脑水肿如何处理？有哪些注意事项？

（1）术后护士会常规将患者的床头抬高30°，以利于静脉回流和脑脊液的吸收，从而降低颅内压，减轻脑水肿。

（2）术后护士会给患者吸氧，以改善脑缺氧，降低脑血流，减轻脑水肿。

（3）术后护士会控制输液量，患者也要注意不要饮水过多或饮用过多流质食物，以防止脑水肿加重。

（4）希望患者保持情绪稳定，尽量避免用力咳嗽、用力排便等动作，以防止颅内压骤然升高，加重病情。

（5）护士会密切关注患者瞳孔、意识、生命体征、肢体活动的变化并给予相应处理，还请配合。如果有明显头痛、肢体活动异常等症状请及时告知医护人员，护士会及时处理。如发现病情有变化，主管医生会及时安排CT/MRI检查，以鉴别脑水肿与颅内出血，采取恰当治疗。

（6）若脑水肿明显，会根据病情使用脱水剂及激素，并观察药效及病情变化。

笔记：

20. 什么叫作颅内出血？有哪些表现？怎么观察？患者应该注意什么？

出血常在术后 24 ~ 48 小时内发生，因此护士会在术后的第一天进行严密的病情观察，密切关注患者瞳孔、意识、生命体征、肢体活动、引流量和引流液颜色的变化。若患者表现提示有颅内继发出血可能，医生会及时安排 CT 检查，确定是否有颅内出血，以便采取恰当治疗。

由于不能直接观察手术部位的情况，只能通过患者表现发现一些蛛丝马迹。如果发生出血，患者通常会有意识的变化，如由清醒转入昏迷或是意识进行性加深或异常兴奋、躁动不安等；还会有剧烈头痛伴呕吐，出现视力、视野及瞳孔变化，视物不清、视野缺损，双侧瞳孔不等大，对光反应减弱或消失；脉搏减慢、呼吸慢而不规则，血压异常升高；一侧或双侧肢体偏瘫；伤口敷料渗血严重，大量血液流出等症状表现。因此，术后护士需要通过评估患者的肢体活动、语言反应、思维能力、瞳孔反射，监测患者生命体征的变化，观察患者引流液的颜色和量来及早发现异常情况。

如果患者出现头痛明显、肢体活动异常等症状请及时告知医护人员，并且希望配合护士的病情观察，特别是晚上，可能会叫醒患者并交谈，还会查看瞳孔状态。

笔记：

虽然这一异常情况比较严重，但发生率极低，希望患者不要过度紧张，保持良好状态有利身心康复。

21. 产生皮下积液的原因、观察要点和注意事项？

皮下积液是指术后 1～2 周内出现的手术切口及邻近部位存在的囊性、有波动感的创口隆起，是开颅手术后一种常见并发症，主要原因是由于脑脊液产生及循环发生障碍，脑脊液外渗所致；其次是由于手术创伤、异物刺激周围组织导致细胞组织间炎性反应及渗出所致。皮下积液可伴有不同程度的颅高压症状。治疗不当可影响切口愈合，发生脑脊液外漏和颅内感染。

若患者存在皮下积液，需采用头高位30°，护士会密切观察患者的生命体征及意识变化，若头痛剧烈、意识障碍加重，会及时给予脱水药以降低颅内压，减轻脑水肿。

少量皮下积液不需处理，会逐渐吸收；若积液量偏多，医生会根据情况行穿刺抽吸或加压包扎以促进愈合。护士会观察加压部位皮肤血运情况，避免过紧。

22. 为什么术后会出现呃逆？如何处理？

呃逆，就是通常所说的打嗝，是由于迷走神经或膈神经受到刺激，引起横膈肌不正常的强烈收缩而产生的，是开颅术后常见症状，通常由以下 3 种原因引起：

（1）开颅手术后大脑皮层的兴奋性包括神经的兴奋性会在短期内激惹膈肌，引起呃逆；术后颅内高压会继

笔记：

发顽固性呃逆。

（2）有些患者对麻药反应比较敏感，导致呃逆。

（3）有些患者膈肌容易痉挛，空调环境、进食冷饮等都容易激惹膈肌，导致呃逆。

当患者出现呃逆后，患者可进行深呼吸，往往在短时内能止住；也可将身体尽量弯腰，大口喝温水，从而缓解膈肌痉挛，达到止嗝的目的；必要时医护人员可给予药物治疗。

23. 手术后会头痛吗？术后头痛的原因有哪些？

大部分患者都会有不同程度的头痛，多数为手术创伤及颅内压升高所致，通常经过适当处理，疼痛程度会随着时间的推移减轻。

24. 术后头痛怎么办？

患者轻微的疼痛时通常不需要药物干预，通过转移注意力可以得到缓解。若疼痛比较严重，影响到自身的休息与活动，请及时告知医务人员，护士会根据具体病情使用脱水降颅内压药物或镇痛药物缓解疼痛。

25. 什么叫作颅内压？如何监测颅内压？

颅内压是指颅腔内容物对颅腔壁所产生的压力。可以通过腰椎穿刺来测量颅内压，也可以通过颅内放置导管，外接颅内压监测仪来动态监测患者的颅内压。

笔记：

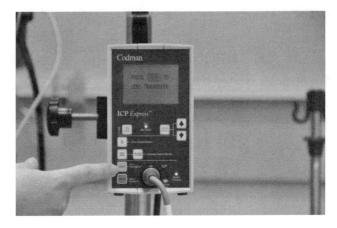

图 20　颅内压检测仪

26. 颅内压的正常值是多少？

成人：$0.7 \sim 2.0$ kPa（$70 \sim 200$ mmH$_2$O）；儿童：$0.5 \sim 1.0$ kPa（$50 \sim 100$ mmH$_2$O）。

27. 导致颅内压增高的因素有哪些？

（1）颅腔内容物体积增加：包括脑水肿、脑积水、颅内静脉回流障碍引起的脑血流量增多、高碳酸血症致脑血管扩张引起的脑血流量增加。

（2）颅腔容积减少：包括颅内血肿、肿瘤等。

28. 颅内压增高有哪些表现？

（1）头痛：头痛是颅内压增高最常见的表现。清晨

笔记：

和晚间多见，咳嗽、打喷嚏、用力、弯腰、低头时可加重。

（2）呕吐：呈喷射状，常出现于剧烈头痛时，也容易发生于饭后，可伴有恶心，呕吐后头痛可有所缓解。

（3）视神经盘水肿：是颅内压增高的最重要的客观体征。早期无明显症状，晚期可因视神经萎缩而失明。

（4）意识障碍及生命体征变化，如慢性进展可表现为反应迟钝、神情淡漠；若急性发作会出现进行性意识障碍甚至昏迷。患者有典型的生命体征变化，出现血压升高，脉搏及呼吸变慢的表现。8 1 3 6 A 3 3 8

（5）部分患者会出现外展神经麻痹或复视、头晕等表现。

29. 颅内压增高会出现哪些后果？

（1）脑血流量的降低：正常的脑灌注压为 9.3 ~ 12kPa（70 ~ 90mmHg）。如果颅内压不断增高使脑灌注压低于 5.3kPa（40mmHg）时，脑血管自动调节功能失效，脑血流量随之急剧下降，就会造成脑缺血，甚至出现脑死亡。

（2）脑移位和脑疝：当颅内压增高超过一定的代偿能力或继续增高时，脑组织受挤压并向邻近阻力最小的方向移动，若被挤入硬膜或颅腔内生理裂隙，即为脑疝形成。疝出的脑组织可压迫周围重要的脑组织结构，当阻塞脑脊液循环时使颅内压进一步升高，危及生命安全。

笔记：

（3）脑水肿：颅内压增高可直接影响脑的代谢和血流量从而产生脑水肿，使脑的体积增大，进而加重颅内压增高。

（4）库欣（Cushing）反应：当颅内压增高接近动脉舒张压时，血压升高、脉搏减慢、脉压增大，继之出现潮式呼吸，血压下降，脉搏细弱，最终呼吸停止、心脏停搏而导致死亡。这种变化称为库欣反应。

（5）胃肠功能紊乱及消化道出血：部分颅内压增高的患者可首先出现胃肠道功能的紊乱，出现呕吐、胃及十二指肠出血及溃疡和穿孔等。

（6）神经源性肺水肿：患者表现为呼吸急促、痰鸣，并有大量泡沫状血性痰液。

30. 颅内压增高怎么办？

颅内压增高时，医生会根据病因给予脱水治疗、激素治疗、抗感染治疗、过度换气治疗、冬眠低温治疗，必要时会给予放置引流管或再次手术治疗。

31. 手术后能不能多输几次抗生素？

抗生素的使用不是越多越好，而是需要按标准来执行。医生会根据手术及患者具体情况来决定是否需要使用抗生素、使用的剂量及时间。手术后护士会密切观察病情，并定时采血、查看血常规的结果，从而及时发现异常。如果已经出现了类似感染的症状，护士会及时通

笔记：

过抽血查血培养、腰椎穿刺查脑脊液等措施检查是否感染，医生会根据检查结果对抗生素的使用进行调整，但不会无故增加抗生素的使用剂量和时间。术后抗生素的使用只是术后治疗和护理的一部分，护士会按需进行，患者不必把太多的精力和注意力放在这方面。

32. 为什么需要记录出入量？如何准确记录？

记录出入量即记录进入患者体内物质的含水量（包括用药、进食、喝水等）和身体内排出体液的量（主要为尿液，还包括呕吐物、汗液、引流、大便等）。为了在保证入量的同时减轻术后脑水肿的情况，护士会在术后定时询问某一时间段内的入量和尿量情况，以严密监测患者 24 小时的出入量变化。监测的具体方法如下：患者每次小便后可使用病房准备的量杯准确测量尿量，并记录小便的时间，查看小便颜色；每次饮水需使用有刻度的容器测量饮水量，所吃食物也要转换成含水量进行记录。考虑到估算含水量比较困难，这里列出了常见食物的含水量估算表，具体参考如下：

常见食物中的含水量（协和营养科自测数据）

食物名称	数量	含水量（毫升）
米粥	1 两	400～440
米饭	1 两	120～130

笔记：

续表

食物名称	数量	含水量（毫升）
面条（带汤）	1 两	200 ~ 250
面条（不带汤）	1 两	100
牛奶	1 袋	200
馄饨	1 两	350 ~ 400
饺子	1 两	60 ~ 80
包子	1 两	40 ~ 50
馒头	1 两	20 ~ 25
鸡蛋羹	1 份	150
煮鸡蛋	1 个	25 ~ 30
橘子	100 克	50
苹果	100 克	85
香蕉	100 克	77
梨	100 克	89
桃	100 克	88
葡萄	100 克	88
黄瓜	100 克	96
松花蛋	100 克	67

如果估算仍有困难，那么患者可向护士准确描述进食的种类及数量，由护士进行估算。

笔记：

33. 为什么护士要用手电照射患者的眼睛？

护士用手电照患者的眼睛是为了观察瞳孔情况，包括双侧瞳孔的形状、大小、对光反射是否灵敏等（图21）。术后观察患者瞳孔的变化有重要的临床意义。瞳孔的变化是许多疾病，尤其是颅内疾病，病情变化的一个重要指征。当患者出现颅内出血、脑疝等胶质瘤术后最危险的并发症首先表现为瞳孔的变化。为了能够及时观察和准确判断病情，希望患者能积极配合护士观察瞳孔。

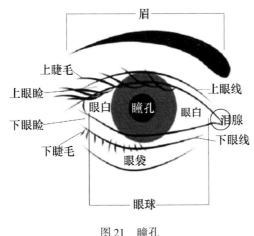

图 21 瞳孔

34. 手术后需要使用哪些药物？作用分别是什么？

术后使用的药物主要可以分为以下几类：

（1）抗生素类：如头孢类、克林霉素、美罗培南、

笔记：

万古霉素等，主要作用为预防术后感染。

（2）止血药：如卡络磺钠、氨甲环酸等，主要作用为预防出血。

（3）激素类：如甲强龙、泼尼松、地塞米松等，主要作用为改善脑水肿。

（4）补充电解质类：如氯化钾缓释片、门冬氨酸钾镁片、枸橼酸钾口服液等，主要作用为预防电解质紊乱。

（5）脱水药：如甘露醇、呋塞米等，主要作用为脱水降低颅内压。

（6）保护胃肠道类：如奥美拉唑片等，主要作用为保护胃黏膜，预防手术及激素类药物引起的消化道溃疡。

（7）预防癫痫类药物：如丙戊酸钠、卡马西平等。

35. 术后为什么还需要输入甘露醇？需要输多久？

胶质瘤手术虽然在一定程度上解除了肿瘤压迫，但是由于手术的损伤，仍然会出现脑水肿，因此，术后仍然需要降颅压治疗。甘露醇进入体内后能提高血浆渗透压，使组织脱水，可降低颅内压和眼内压。由于甘露醇输注后会有诸多的不良反应，严重时可致急性肾功能衰竭，因此输注时需要监测患者的电解质和肾功能，根据患者颅内情况和肝肾功情况调整用药剂量、频率以及使用时间。

笔记：

36. 手术后多久伤口能够愈合?

一般情况下伤口大约 1 周愈合,但如果出现皮下积液、伤口感染、低蛋白血症、血糖控制不佳等情况,伤口愈合时间会有所延长。

37. 手术后是否需要服用抗癫痫药物吗? 需要吃多久? 什么情况下癫痫药可以停? 怎样停?

胶质瘤术后一般需要应用抗癫痫药物来预防癫痫的发生,由静脉给药过渡到口服给药。服用时间要根据患者癫痫发作情况及肿瘤位置综合考虑决定。

(1) 术前术后均无癫痫发作者:术后需预防性应用抗癫痫药物至少 3 个月 (3 ~ 6 个月)。

(2) 术前无癫痫发作、术后有过癫痫发作者:术后至少需预防性应用抗癫痫药物 6 个月 (6 ~ 12 个月);如果术前和术后均有过癫痫发作,术后需预防性应用抗癫痫药物至少 1 年 (1 ~ 2 年)。

(3) 术前有癫痫发作者:需坚持长期服用药物,不可随意减量或停药。一般来说,全面强直 - 阵挛发作、强直性发作、阵挛性发作完全控制 4 ~ 5 年后,失神发作停止半年后可考虑停药,且停药前应有缓慢的减量过程,1 ~ 1.5 年以上无发作者方可停药。

笔记:

38. 术后需要做哪些检查？

胶质瘤患者术后还需要做一系列的检查，除了为术后恢复保驾护航外，还可以更好地了解手术效果。

（1）一般术后会连续3天早晨抽血，进行血常规及电解质水平的检查，从而及时发现是否出现电解质紊乱、出血、感染等情况，必要时需要增加抽血次数及天数进行复查。

（2）术后需要复查磁共振以了解瘤体变化。

（3）术后护士会对病情进行密切观察，当出现病情变化或者异常情况时，医生会安排CT复查以及腰穿检查，从而及时排除出血及感染的可能性。

39. 术后为什么要抽血？

由于手术的应激，药物的使用、颅内及全身情况的改变，术后患者体内水电解质、酸碱平衡、血常规、血糖均可能会发生变化，因此在术后恢复过程中，需要通过抽血检查、监测体内内环境的恢复情况，还可以发现是否有感染等潜在危险因素。所以术后抽血进行检查，可以了解身体恢复情况，及时发现隐藏的问题，用于指导术后治疗方案的调整。

40. 什么是腰椎穿刺术？

腰椎穿刺术简称腰穿，是通过穿刺第3～第4腰椎

笔记：

或第4～第5腰椎间隙进入蛛网膜下腔并放出脑脊液的技术（图22）。正常情况下血液中的各种化学成分只能选择性地进入脑脊液中，这种功能称为血－脑脊液屏障。当中枢神经系统发生病变时，血－脑脊液屏障被破坏，通透性增高，可引起脑脊液成分和压力的改变。通过腰椎穿刺并留取脑脊液检查，可了解这些变化。

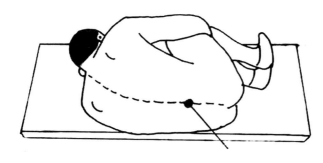

图22 腰椎穿刺术检查

41. 为什么术后要做腰椎穿刺术？

（1）诊断性穿刺：检查脑脊液的成分，了解脑脊液常规、生化（糖、氯化物和蛋白质）、细胞学、免疫学变化以及病原学证据；测定脑脊液的压力；了解椎管有无梗阻。

（2）治疗性穿刺：主要为注入药物或放出炎性、血性脑脊液。

笔记：

42. 腰椎穿刺术检查有风险吗？

腰穿检查是一种成熟且相对安全的检查，但是作为一种有创操作，仍存在一定风险：

（1）血性脑脊液问题：腰椎穿刺针误伤椎管内静脉丛所致的血性脑脊液问题，是腰椎穿刺中最常见的并发症之一。大部分出血可自行停止，但个别出血较多的患者，因血液刺激而出现短暂性的腰腿痛等症状，需给予一般对症处理。

（2）低颅内压综合征：由于脑脊液放出过多、脑脊液自脊膜上的腰椎穿刺针眼处外流过多导致颅内压力过低所致。根据患者坐位时头痛明显加重，严重时可伴有恶心、呕吐或眩晕，平卧或头低时头痛等不适即可减轻或缓解等情况可确诊。穿刺后要求患者去枕平卧 4～6 小时，可防止这类并发症的发生。

（3）原有脊神经根和脊髓症状的突然加重：腰椎穿刺放液后，由于脑脊液的浮力和衬垫作用有所降低，促使病变对其附近的脊髓或脊神经根的压迫有所加剧，致使原有的神经根性疼痛、截瘫和大小便障碍等症状突然加重，特别是在脊髓压迫患者中更易发生，对高颈髓段压迫性病变更要警惕呼吸困难，甚至呼吸突然骤停等严重并发症的发生，故在配合医生腰椎穿刺时，护士要严密观察患者的呼吸和脉搏。

（4）脑疝的形成或加剧：在颅内压力增高时，腰椎

笔记：

穿刺时一次放液较多、较快，或腰穿后未严格遵守卧床制度，可发生此种并发症。这是由于腰椎穿刺放液后颅腔与脊髓腔之间的脑脊液压力上的动力突然发生了改变造成的。可在穿刺当时或穿刺后数小时内发生。严重者可突然呼吸停止，意识不清或抽搐，甚至心跳随即停搏。如术中发现颅内压力较高则应停止放液，术后嘱患者严格遵守卧床制度，12～24小时内应注意观察意识情况、呼吸、脉搏、血压、瞳孔和肢体运动等变化。必要时可酌情予以预防性的高渗脱水利尿剂治疗，防止脑疝的形成或加重。如一旦发生，应立即采取紧急措施，并报告医生，采取头低脚高位，进行人工呼吸，注射呼吸心跳兴奋剂等。迅速协助医生抢救，使脑疝复位。

（5）马尾神经根损伤：此类并发症临床上较少见，多与穿刺针尖偏离人体中线较远或误伤了脊神经根有关。可出现下肢麻木、疼痛或一过性排尿障碍等症状，常可自愈。

（6）术后感染：术后感染均由于腰椎穿刺器械和物品消毒不严所致。若能严格遵守无菌技术操作完全可以避免。

（7）虚性脑膜炎：此并发症相当少见，多发生在向脊髓蛛网膜下腔内注入有刺激性的药物之后，一般多在术后2～3天内自行消退。

43. 行腰穿检查，有哪些注意事项?

进行腰椎穿刺时，需配合医生维持正确的体位，保

笔记：

证身体尽量蜷缩，将穿刺位置突出。在进行穿刺过程中，不要移动身体，配合医生指令，协助完成检查。腰穿后需要去枕平卧6小时，不可过早坐起或下床，以免造成低颅压综合征，出现头痛，严重会有眩晕、恶心等症状。

44. 为什么术后需要复查 CT?

开颅术后颅内出血是神经外科手术最常见的并发症之一。术后早期头颅 CT 检查是目前许多神经外科中心采用的排除术后颅内出血的方法，也是了解开颅手术术后效果的重要方法之一。因此术后需要复查 CT，可有效地对开颅术后颅内出血进行监测，以及时发现并处理，是挽救出血造成的神经功能缺损甚至患者生命唯一的方法。

45. 术后饮食有哪些注意事项?

胶质瘤术后饮食宜高热量、高蛋白、高营养饮食，以促进机体恢复，但要注意糖尿病患者要控制血糖，防止伤口愈合不良。多食用新鲜的水果蔬菜，优质蛋白，避免过于油腻、辛辣刺激性食物；忌酒精摄入。

46. 术后为什么要预防静脉血栓形成?

手术后部分患者因为体力较差、意识较差、肢体偏瘫等原因无法及早下床。患者血液处于高凝状态，易引

笔记：

发静脉血栓。血栓的危害主要包括肺栓塞和深静脉血栓。肺栓塞多是由于深静脉内血栓脱落，通过循环进入到肺动脉，患者出现呼吸困难、胸痛或咯血，可能有生命危险。若静脉血栓治疗不得当，造成血栓综合征，下肢的瓣膜功能破坏，血液反流障碍，会造成下肢静脉高压，患者表现为下肢沉重不适、肿胀，久站后或者活动后肿胀比较明显，下肢有静脉曲张、皮肤瘙痒以及经久不愈的溃疡。胶质瘤患者手术后并发静脉血栓需要给予抗凝治疗，但这样同时又会增加颅内出血的风险，因此，对于胶质瘤患者来说，预防术后血栓尤为重要。

47. 术后如何预防下肢静脉血栓？

（1）术后应补足水分，以减轻血液浓缩度、降低血液黏度，必要时可输液补充。

（2）在护士指导下做足踝内外翻、双下肢屈伸运动，以促进血液循环。

（3）在护士指导下按摩双下肢腓肠肌和比目鱼肌，以减少静脉的淤滞，促进静脉回流。

（4）可多做床上运动，多做深呼吸，增加膈肌运动，促进血液回流，病情允许的情况下及早下床活动，可有效预防下肢静脉血栓的发生。

（5）若长期卧床，可在护士指导下多做踝关节主动或被动活动。

（6）及时穿着抗血栓弹力袜能明显改善下肢静脉血

笔记：

流淤积状况，促进静脉血回流，有效预防下肢静脉血栓。

（7）护士会用气压泵治疗仪（图23）来预防下肢静脉血栓。气压泵治疗仪是一种物理性非介入性治疗仪器，它利用肢体外部加压的方法促进静脉血液循环，形成脉动流，增强纤溶系统活性，增加神经、血液灌注和氧合作用，达到改善功能和抗血栓形成的目的，可显著降低下肢静脉血栓发生率。

（8）必要时，会用药物预防下肢静脉血栓。小剂量低分子肝素在预防下肢静脉血栓具有比较好的临床效果，而且安全性高。

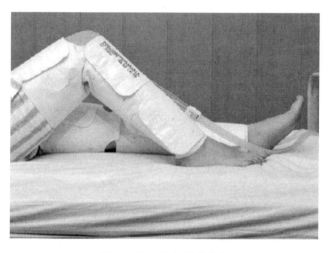

图23　防血栓气泵治疗仪

笔记：

48. 抗血栓弹力袜为什么能预防血栓的形成？

抗血栓弹力袜（图24）可促进静脉血液回流心脏，它在脚踝部建立最高支撑压力，顺着腿部向上逐渐递减，压力的这种递减变化可使下肢静脉血回流，加速血液循环，改善局部营养，从而达到预防血栓形成的作用。

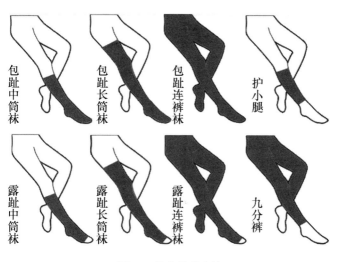

图 24 抗血栓弹力袜

49. 抗血栓弹力袜的穿着方法？

因弹力袜具有高度压力，故比一般袜子穿着困难，初次穿着者需保持耐心多次练习（图25）。首先一只手伸进袜筒，捏住袜跟的部位；另一只手把袜筒翻至袜

笔记：

跟；两手拇指撑在袜内侧，把脚伸入袜内，两手拇指向外撑紧袜子；四指与拇指协调把袜子拉向踝部，并把袜跟置于正确的位置；把袜子腿部循序往回翻并向上拉，穿好后将袜子贴身抚平，避免褶皱压伤皮肤，需定时观察。

图 25　抗血栓弹力袜的穿着方法

50. 术后何时开始进行肢体康复训练？

为保证肢体康复效果最佳化，宜尽早进行康复训练，所以当患者的生命体征及病情稳定后，就可以开始进行肢体康复训练了。

51. 术后如何进行肢体康复？

术后若患者的肢体活动发生障碍，护士及专业的康复人员会帮助及指导患者及家属进行肢体康复训练。

（1）若患者处于瘫软期，护士会对瘫痪的肌肉用柔软、缓慢的中等力度进行按摩、揉捏，被动活动瘫痪侧肢体关节，避免肌肉萎缩。保护患侧肢体，避免拉拽导致肩关节半脱位。

（2）患者部分肌力恢复时，康复人员亲自并指导家属完成对患肢的被动运动。并指导患者完成主动运动：先利用各种本体反射（如浅伸反射、屈曲反射）进行训

笔记：

练，以诱发主动运动；再对瘫痪肌肉做助力运动；然后对患肢主动运动；最后通过坐起锻炼，逐步使患者摆脱他人辅助，做到下地、坐椅子上。

（3）患者肢体活动未完全康复前，护士均会协助患者保证肢体处于功能位，避免肌肉萎缩。

52. 术后如何进行语言康复？

（1）呼吸训练：指导患者一手置于膈部，用鼻吸气、用嘴呼气，吸气 3 秒后憋气、憋气 3 秒后呼气，逐渐延长呼气时间至 10 秒，呼气时尽可能发“f”“s”等摩擦音，不需出声。继续上述练习，呼气时摩擦音可由强至弱或由弱至强，在一口气内尽量做多次强度改变。对配合不好者，可对镜子先练习深呼吸。

（2）构音器官功能的训练：着重口唇和舌的练习。训练时，重点练习舌及口腔肌肉的协调运动。如舌的运动训练，请患者尽力将舌向外伸出，然后将舌头从外上到外下、外左，再到外右，由慢到快，每天 5 ~ 10 次，每次练习 5 ~ 10 分钟，反复训练，要发“啊”的音，或让患者听命令做口形动作，如鼓腮、吹气、龇牙。教会患者由外向内自己按摩面部肌肉，2 ~ 3 次/天，10 分钟/次；唇部训练，指导患者发音时反复进行抿嘴、噘嘴练习，3 ~ 5 次/天，5 分钟/次；舔唇、顶舌练习，将舌伸出口外，交替舔上下唇，然后用舌尖顶住前腭部发出“得得”的声音。经常听自己喜欢的音乐节目可以刺激患者

笔记：

语言的提高。

（3）音节训练：训练者先做好口型、发音示范，然后指导患者通过镜子观察自己发音时的口型，来纠正发音错误。首先练习最容易见效的字母，如英语音标元音"a-e-i-o-u"开始，然后学喉音"h""g"音，唇音"b""p"音，舌齿音"d""t"音。有的患者训练时，元音发音效果好，而喉音、唇音、舌齿音训练有一定难度。再教患者学习发"pa、ta、ka"，先单个重复，当患者能准确发音后，3个音连贯重复，每日重复训练，直到流利发音为止。

（4）词、句的训练：单音训练1周后逐步训练患者单词－词组－短句发音。从简单的单词开始，如"我""你""吃饭"等。适当给予提示，如说"看书"，训练者可先说"看"给患者以口型示意，提示其接着说"书"，最后说出完整单词"看书"。然后再说短句："我要看书"；如模仿吃水果动作，诱导患者主动说出"吃苹果"。

（5）阅读训练：当患者经过一段时间的发音训练，掌握了一般的词组、短句后，开始进行阅读训练。可以选择患者感兴趣的故事进行练习。练习时在字、词之间要有停顿，让患者有足够的时间去理解。在继续练习之前应先确定患者是否理解，重要概念要重复几次，可协助理解。

（6）体语训练：体语主要是指人体的运动所表达的信息，包括人的躯体外观、姿势、步态、面部表情、目

笔记：

光接触和眼睛运动、手势等。如教会患者口渴时用手指口，头痛时用手指额头，要小便时手指小腹；要大便时用手拍床。措施可因人而异，护士、陪护人员应通晓，以便得到信号即可给予针对性的帮助。

（7）理解、识别训练：利用图片、字卡、实物等强化患者记忆，指导患者阅读各种有趣的图书、报纸等，早期还可利用抄写、自发抄写、默写等方法加强患者的语言记忆功能，要求患者多读、大声地读，以刺激记忆。

（8）语言图片识别卡的应用：根据患者常见的不适、需求及即将实施的护理措施，如头晕、头痛、怕冷、发热、口渴、腹痛、大便、小便、睡觉、测体温、注射、功能锻炼等，绘制成可爱、容易接受的、一目了然的卡通图，并配上简短文字。失语患者可翻阅并出示语言图片识别卡，表达自己的不适及生活需求；也可通过护理人员翻阅语言图片识别卡了解患者的内在需求，通过语言图片识别卡告知患者注射、服药、功能锻炼的时间，以取得患者的配合。训练者手持卡片，让患者看见图片并读出其内容，每天2次，每次30分钟，每周进行评定。

（9）强化训练手段：利用人的生物反馈调节，采用刺激－反应－刺激的方式，给予正确的语言强化训练。鼓励患者多说，不用担心对错，如发音不正确及时纠正。对于能发双音节的患者，护士会启发患者说出相关词或短句，必要时可让患者用较快的速度重复说一句

笔记：

话，可配合录音带进行模仿练习。

（10）配合动作训练：动作训练可激发动觉在大脑中的记忆。比如就餐前，可将食物放在患者面前，反复强调"吃饭""拿筷子"等，在帮助患者进行肢体被动运动时，反复强调"上举手臂"。

53. 什么是高压氧舱治疗？

高压氧舱治疗（图 26）是指让患者在密闭的加压装置中吸入高压力（2~3 个大气压）、高浓度的氧，使其大量溶解于血液和组织，从而提高血氧张力、增加血氧含量、收缩血管和加速侧支循环形成，以利于降低颅内压，减轻脑水肿。纠正脑广泛缺血后导致的乳酸中毒或脑代谢产物积聚，改善脑缺氧，促进觉醒反应和神经功能恢复。

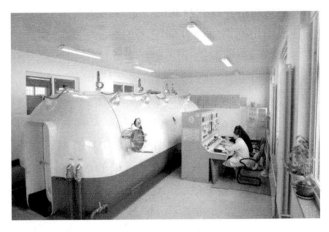

图 26　高压氧舱治疗

笔记：

54. 哪些患者术后需要做高压氧舱治疗？

颅脑损伤、脑出血术后恢复期、植物状态、脊髓损伤、偏瘫、失语、突聋、急性脑功能障碍患者需要进行高压氧治疗。

55. 何时开始高压氧舱治疗比较合适？

每种疾病都有其最佳治疗时机，因此，在最佳治疗时机期间进行治疗，效果较好。对于神经系统疾病，神经功能康复更需要及早进行，因此，在患者生命体征和病情平稳后，应尽早开始高压氧舱治疗。

56. 高压氧舱治疗是如何进行的？

高压氧舱分为纯氧舱和空气加压舱两种。

（1）纯氧舱：用纯氧加压，稳压后患者直接呼吸舱内的氧。一次治疗最多只允许一个患者进舱治疗，医务人员一般不能进舱，一旦舱内有情况，难以及时处理，不利于危重和病情不稳定患者的救治。

（2）空气加压舱：用空气加压，稳压后根据病情，患者通过面罩、氧帐吸氧。一次可容纳多名患者进舱治疗，允许医务人员进舱，利于危重患者和病情不稳定患者的救治。

笔记：

57. 术后多久可以洗头？

一般来说，术后 2 周左右，即拆线后切口完全愈合后，就可以清洗远离切口（＞5cm）的头皮，切口和切口附近头皮可以用医用酒精轻轻擦去油脂。如果切口有变黑、结痂等情况，应该咨询主管医生意见来决定清洗的时间。

58. 术后多久可以拆线？

要根据切口部位有无水肿，切口对合是否良好，局部张力大小和有无裂开或评估裂开风险后决定拆线时间，一般切口恢复正常的话于术后 1 周左右拆线。

59. 术后多久需要复查磁共振？

在术后即刻即可复查磁共振来确定术后肿瘤残留的情况。为预防肿瘤复发，一般低级别胶质瘤每半年复查头颅增强磁共振，高级别胶质瘤需每 3 个月复查头颅增强磁共振，以便及时了解病情变化。

60. 术后需要放疗和化疗吗？

目前高级别胶质瘤的标准治疗方案需要在术后进行放疗及同步化疗，而低级别胶质瘤也有部分患者需要进行放疗。

（1）放射治疗：在接受外科手术治疗后，对于高级

笔记：

别胶质瘤患者，往往需要进一步的放疗。对于低级别胶质瘤患者，若存在高危因素（例如肿瘤体积超过6厘米、手术切除不完全等因素），也要考虑进行放疗。放疗包括局部放疗和立体定向放疗。对于首次发现的胶质瘤，一般不采用立体定向放疗。对于复发胶质瘤患者，特别是处于功能区肿瘤，可以考虑进行立体定向放疗。

（2）化学治疗：化疗及靶向治疗在胶质瘤的治疗中，逐渐发挥重要作用。对于高级别胶质瘤，应用替莫唑胺可以显著延长患者的生存预后。对于初治高级别胶质瘤患者，替莫唑胺在与放疗同时应用后（同步放化疗阶段），还应继续单独服用一段时间（6~12个周期）。另外，血管靶向药物阿伐斯汀对于复发的高级别胶质瘤有明确疗效，可以显著延长患者的生存期。

61. 手术无法全切或大部分切除的胶质瘤该怎么办？胶质瘤术后的治疗思路是什么？

手术治疗是治疗脑胶质瘤的第一步，对于手术无法全部切除的胶质瘤，在术后应该进行放疗及化疗，必要时给予生物治疗。其治疗思路如下：

（1）放射治疗：是其主要辅助治疗方法之一，对于Ⅱ到Ⅳ级的胶质瘤都应该考虑放射治疗，放射治疗的剂量依患者情况而定。

（2）化学治疗：对于多形性胶母细胞瘤患者，在放疗同时给予同步替莫唑胺化疗共42天，并在随后给予6

笔记：

个周期的替莫唑胺辅助化疗。对于间变性胶质瘤患者，在放疗＋同步替莫唑胺化疗后，推荐给予6个周期的替莫唑胺方案或亚硝基脲类化疗药物。

（3）分子靶向药物治疗：分子靶向药物可抑制人类血管内皮因子的活性，使得肿瘤血管退化，存活血管正常化，并抑制新生和再生血管的生长，从而抑制肿瘤的生长。对于对标准化的替莫唑胺联合放化疗及辅助化疗方案（Stupp方案）失败的复发恶性胶质瘤患者，可行分子靶向药物（贝伐珠单抗）或联合另外第二种药物（如依立替康）进行治疗。

第四篇　居家照护

1. 胶质瘤患者术后的主要家庭护理有哪些?

（1）心理护理：家属作为患者最信任的人，家属的态度直接影响患者的情绪。面对患者的各种心理状态，家属要给予足够的理解、支持和安慰。做他们坚强的后盾，给与患者战胜病魔的信心。

（2）饮食护理：脑胶质瘤术后宜进行高热量、高蛋白、高纤维素饮食。此外，要保持患者口腔清洁，防止口腔异味产生而影响食欲。保持患者大便通畅，如果出现便秘情况，根据医生建议服用缓泻药或使用灌肠剂。

（3）对症护理：如果患者体温升高，38℃以下且无不适者可以给予患者温水擦浴或冰袋贴敷腋下来进行物理降温。如果患者体温下降不明显或者患者的意识由清醒转为昏迷，请及时到医院就诊。术后遵医嘱输注抗生素及脱水药，观察药物的作用和副作用。针对患者肢体活动障碍，要协助患者加强功能锻炼，活动时要注意安全，防止跌倒。如果患者处于躁动不安的状态，要及时予以约束，以防发生危险。当患者由于疼痛或体弱等原因导致卧床时间过长时，要协助患者进行翻身、拍背，按摩受压部位，预防坠积性肺炎及压疮的发生。

（4）癫痫护理：做完手术后，为预防癫痫发作，常规口服丙戊酸钠、卡马西平、苯巴比妥等抗癫痫药物，不能自行减药或停药。注意观察癫痫发作前的先兆，若

笔记：

出现症状，立即采取安全保护措施，将患者去枕平卧位，减少声、光刺激。发作时应立即松开衣领，将患者头偏向一侧，清除口腔分泌物，有条件的情况在家中给予氧气吸入。不要强行按压患者肢体，应保护患者至清醒。

2. 气管切开患者家属如何进行照护？

气管切开术是将颈段气管前壁切开，通过切口将适当大小的气管套管插入气管，患者可以直接经气管套管进行呼吸，目的是防止或迅速解除呼吸道梗阻，确保呼吸道通畅，改善呼吸，便于分泌物从气道吸出、便于给氧或行机械通气（图 27）。

在照护气管切开的患者时，请保持房间清洁、安静、空气流通，室温 20～22℃，湿度 60%～70%。患者采取平卧或半卧位，颈部略垫高，使颈伸展，保持呼吸道通畅。用寸带固定好气管套管，松紧度适宜，以能伸入一指为宜，防止套管滑出发生意外，也防止寸带固定过紧影响血液循环和颈部皮肤受压损伤。可以在寸带下方垫泡沫敷料，也可以将寸带穿过止血带再固定于颈部，达到减压目的。

使用金属套管的患者，每天用消毒液浸泡 30 分钟消毒金属内套管。观察切口有无出血、感染等情况，切口周围用 75% 酒精消毒，每日两次，保持切口部位敷料

笔记：

清洁干燥，如有分泌物污染及时更换。建议每日早晚各清洁口腔 1 次，患者可自行采取刷牙或者漱口的方式，如患者无法自行清洁可由家属协助，防止病原体下移引起呼吸道感染。家属可帮患者拍背排痰，手掌五指稍屈，握成空拳状，以手腕的力量迅速而规律的叩击患者背部，由下至上，由外至内，每分钟拍 120 ~ 180 次，每个部位 1 ~ 3 分钟，餐后 2 小时或餐前 30 分钟为宜，叩击时发出空而深的"啪、啪"声响，则表明手法正确，力度为不引起患者疼痛为宜，一边拍背一边鼓励患者咳出痰液。待患者病情稳定，呼吸肌功能恢复，咳嗽有力，能自行排痰，解除对气管切开的依赖心理时，才能进行堵塞试验。如堵管后 24 ~ 48 小时后呼吸平稳、发音好、咳嗽排痰功能佳可考虑拔管。

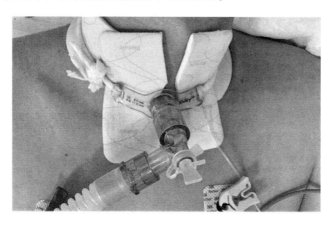

图 27　气管切开护理

笔记：

3. 留置胃管患者家属如何进行照护?

若患者吞咽障碍,不能经口顺利的吞咽食物,根据医嘱给予患者留置胃管。留置胃管是将胃管经口腔或鼻腔插入胃内,留置胃管后可以将准备好的流质食物和药物注入胃内,保证营养的摄入和服药。胃管一般插入45~55cm,插入后开口端给予夹闭,避免胃管开放导致胃液和胃内容物经胃管反流,管饲(经胃管注入流质食物)和喂药时再打开使用。

在照护留置胃管的患者时,护士需注意在打开胃管使用前先检查胃管是否在胃内,可以使用注射器回抽胃液,或者使用注射器注入10~20ml空气,将听诊器放在患者腹部听有无气过水声,确定胃管在胃内后再进行喂食(流质食物的温度以38~40℃为宜)。喂完后用注射器抽取白开水脉冲式冲洗胃管。

胃管可使用医用抗过敏的胶布固定在鼻翼上,外露部分需妥善安置,以免牵扯滑脱。家属需注意胃管刻度,若有脱出,及时告知医护人员。每天更换胶布,新的胶布要将脸部皮肤擦净再贴,并注意勿贴于同一皮肤部位,仔细检查鼻腔内和鼻翼部位皮肤,减少或避免皮肤因胃管受压导致压疮。建议每日早晚各清洁口腔1次,患者可自行采取刷牙或漱口的方式,如无法自行清洁可由家属协助。

笔记:

4. 留置尿管患者家属如何进行照护？

留置尿管是指使用导尿术在严格无菌操作下用导尿管经尿道插入膀胱引出尿液并将导尿管保留在膀胱内。成年男性一般选用12-16F（型号），女性选用16-18F双腔或者三腔（需要做膀胱冲洗时用）硅胶导尿管。由于尿管前端有气囊，尿管留置时向气囊注水10～15ml可起到固定作用。成年女性尿道短、直而粗，长3～5cm，而成年男性尿道较长，有两处弯曲和三处狭窄部位，长18～20cm，所以男性患者对导尿管比女性更不耐受。

在照护留置尿管的患者时，护士应指导患者放松全身或者转移注意力缓解尿管引起的不适。此外，尿管外置部分应妥善固定，避免牵拉导尿管以致尿管滑脱损伤尿道，严重者会导致尿道出血。尿袋的放置始终低于膀胱，避免接触地面，观察尿液引流是否通畅，防止尿管扭曲、受压。根据硅胶导尿管有效期及时到医院找专业人员定期更换尿管和尿袋。使用个人专用的收集容器，及时清空尿袋中尿液。保持外阴及床单位清洁，每天两次清洗外阴。观察引流出来的尿液的颜色、性质、气味等，正常尿液呈淡黄、清亮、无味，如果尿液颜色较深、有絮状物、异味等可怀疑尿路感染，在病情允许的情况下，适当增加饮水，建议每天2000～3000ml以稀释尿液，必要时遵医嘱给予药物治疗。

笔记：

5. 肢体活动障碍患者家属如何进行照护？

肿瘤生长部位及手术均有可能涉及大脑皮质运动功能区从而引起肢体功能障碍。大脑皮质运动功能区交叉支配对侧肢体活动，一侧肢体运动功能障碍通常称为"偏瘫"，即俗话说的半身不遂，有运动功能障碍的这侧肢体通常称为患侧肢体。在照护肢体活动障碍的患者时，应予摆放"良肢位"，所谓良肢位是为了保持肢体的良好功能而将其摆放在一种体位或姿势，是从治疗护理的角度出发而设计的一种临时性体位保护患侧肢体，避免拉拽导致肩关节半脱位。鼓励患者利用健侧肢体辅助偏瘫侧肢体做主动－辅助运动锻炼有助于偏瘫肢体运动功能恢复。建议采用双手十指交叉，患侧手拇指在上的 Bobath 握手上举上肢，使患侧肩胛骨向前，患肘伸直。利用好手带动患手做功能锻炼。Bobath 握手可以帮助上肢运动功能的恢复，也可以预防肩痛和肩关节挛缩。

6. 卧床患者家属如何进行照护？

卧床患者最常见的并发症有：压疮、下肢深静脉血栓、肺部感染、泌尿系统感染等。为了避免这些并发症的出现，家属在照顾卧床患者时要注意做到以下几点：

（1）预防压疮：卧床患者，多数不能自己翻身，身体处于被动体位，臀部、脚踝等部位的皮肤受压，血液

笔记：

循环障碍，容易发生破溃，导致压疮的发生。定时改变体位可有效预防，建议每 1~2 小时协助翻身、叩背，翻身时避免拖、拉、扯、拽、推。保持患者皮肤干燥、清洁，保持患者床铺清洁、平整、无碎屑，以避免皮肤与碎屑及床单皱褶产生摩擦。除病情或治疗需要外，避免患者长时间处于床头抬高超过 30° 的体位，环形按摩受压处皮肤，动作要轻柔。此外，可使用高规格泡沫床垫或交替充气床垫来达到全身性减压的目的，也可预防性使用泡沫辅料或软枕，以解除局部压力，改善血液循环，及时观察患者皮肤情况。给予患者高蛋白、足热量、高维生素膳食来增加机体的抵抗力和组织修复能力。

（2）预防下肢深静脉血栓：长期卧床，由于静脉血液回流减慢，血液黏滞度增加，易发生静脉血栓，尤以双下肢多见。应每天按摩下肢肌肉，活动关节，以促进血液循环，鼓励并协助患者在床上做主动或被动的肢体伸屈活动，如膝、踝及趾关节的伸屈活动、举腿活动。此外，可以通过间歇穿脱梯度弹力袜来进行物理预防，使用前需要量一下患者下肢腿围，根据腿围选择合适型号的弹力袜。有条件者建议使用间歇充气加压装置或静脉足底泵。同时注意观察下肢皮肤温度、颜色，询问患者有无肿胀和疼痛，发现异常及时与医生联系，采取治疗措施。高度怀疑血栓者，应绝对卧床休息，病情允许时可抬高患肢，避免大幅度活动、剧烈咳嗽和用力排

笔记：

便，以防止栓子脱落而引起肺栓塞。

（3）预防肺部感染：卧床是肺部感染发生的重要原因。每日观察患者咳痰情况，鼓励患者自行咳痰，保持房间温湿度适宜。卧床患者进食，进食水时易发生呛咳，因此在病情允许及喂食过程中应将床头抬高 30° ~ 45°，并且在喂食后保持 30 分钟为宜。此外，在保证患者安全的前提下，提倡并协助患者能够早期下床活动。如患者不能自行咳痰，定期为其翻身、拍背等来预防。有条件者可采用雾化吸入、震动排痰等措施促进排痰。

（4）预防泌尿系统感染：观察患者每日体温，注意患者腰腹部疼痛情况，排尿情况（尿频、尿急、尿痛症状）及尿液性质（颜色、性状、尿量等）。每日使用温水清洗患者会阴部、尿道口等，并根据患者病情及治疗需要适当增加频次。

7. 出现压疮该怎么办？

压疮又称压力性损伤、褥疮，是指皮肤和深部软组织的局部损伤，可以表现为完整的皮肤或开放性溃疡，可能伴有疼痛。产生压疮的原因包括压力因素（垂直压力、摩擦力和剪切力）、营养不良、局部皮肤经常受潮湿、摩擦等物理性刺激（如石膏绷带和夹板使用不当、大小便失禁、床单皱褶不平、床上有碎屑等）、年龄等。易发部位为无肌肉包裹或肌肉层较薄、缺乏脂肪组织保

笔记：

护又经常受压的骨隆突处（图28）。

根据2016年美国压疮咨询委员会（NPUAP）意见，压力性损伤可分为4期（图29）。

（1）1期压力性损伤表现为皮肤完整，出现指压不变白的红斑，在深色皮肤上表现可能不同。其中，皮肤颜色变化不包括紫色或栗色改变，这些颜色可能提示深部组织的压力性损伤。

（2）2期压力性损伤是指部分皮层缺损伴真皮层外露，创面的基底面呈粉色或红色，也可表现为完整或破损的浆液性水疱。脂肪及深部组织没有外露，也没有腐肉或焦痂。

（3）3期压力性损伤是指皮肤全层缺损，脂肪组织外露，通常可见肉芽组织或创面边缘内卷，局部也可有腐肉或焦痂。可能会出现潜行腔隙和窦道，没有筋膜、肌肉、骨等的外露，如果腐肉或焦痂掩盖了组织缺损程度，就是不可分期压疮。

（4）4期压力性损伤是指全层皮肤和组织缺损形成的溃疡，伴有可见或可触及的筋膜、肌肉、肌腱、韧带、软骨或骨外露，局部也可有腐肉和/或焦痂。通常伴有创面边缘内卷、潜行腔隙和/或窦道。

如果腐肉或焦痂掩盖了组织缺损程度，就是不可分期压疮。不可分期的压力性损伤是指损伤程度不明的全层皮肤和组织损伤。深部组织压力性损伤是指皮肤完整或不完整，局部呈现持续指压不变白的深红色、栗色、

笔记：

紫色，或表皮分离后可见黑色创基或充血的水疱。疼痛和温度的改变往往早于皮肤颜色变化，如果可见坏死组织、皮下组织、筋膜、肌肉或其他深层组织就是皮肤全层的压力性损伤（不可分期、3 期或 4 期）。

压疮早期皮肤发红，护理时勤翻身、勤观察，按摩受压部位的皮肤，及时清理大小便、分泌物，保持皮肤的清洁与干燥，同时可使用泡沫敷料、气垫床或带孔的海绵垫等减压措施可预防压疮的发生。当皮肤出现浅表溃烂、溃疡、渗出液多时应及时到医院接受治疗，遵医嘱实施创面的清洁处理及抗感染治疗，预防败血症。此外，发生压疮时患者容易产生抑郁、忧虑、恐惧的心理，作为家属应多与患者交谈，对患者要耐心、体贴、帮助患者树立战胜疾病的信心。同时给予患者营养充足的高蛋白、高热量、易消化饮食。

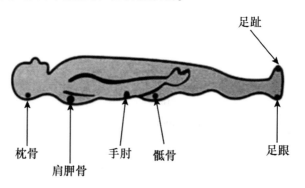

图 28　压力性损伤常见发生部位

笔记：

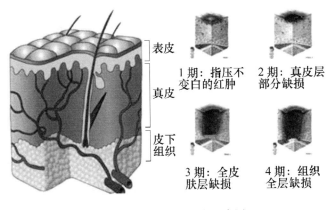

1 期：指压不变白的红肿

2 期：真皮层部分缺损

3 期：全皮肤层缺损

4 期：组织全层缺损

表皮

真皮

皮下组织

图 29　压力性损伤分期示意图

8. 如何进行患者的转运？

患者的转运可以借助轮椅、平车等工具，偏瘫的患者转移先在床旁站立，照顾者将轮椅放置与患者健侧肢体侧床沿呈 30°，患者可利用健侧上肢握住轮椅远端扶手，最后将身体移动至轮椅上坐稳。重症患者在外出检查、转科、转院中，做好监护，包括血压、血氧、呼吸、心率等生命体征。准备好氧气筒或者其他储氧装置，保证在转运过程中的氧气供应。根据患者转运分级准备相应的物品和药品。夹闭身上的引流管，如脑室引流管、尿管等，转运完毕及时打开引流。

9. 轮椅的使用方式及注意事项？

（1）轮椅（图 30）的使用：在协助患者坐轮椅前

笔记：

应检查轮椅是否完好，将轮椅推至患者床旁，面向床头放好并拉起车闸，如无车闸，则家属站在轮椅后面固定轮椅。抬起轮椅的脚踏板，扶患者端坐在轮椅正中的部位，背向后靠并抬头，不能自己保持平衡者应加系安全带固定以保证患者的安全。患者坐好后，翻下脚踏板，使患者双脚踩在脚踏板上。在协助患者下轮椅前，先将轮椅推至床边，拉起车闸，抬起脚踏板，扶患者下轮椅。

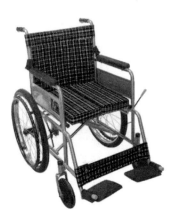

图 30　轮椅

（2）轮椅使用的注意事项：在使用轮椅时请勿用轮椅撞门或其他障碍物，特别是老年人大部分有骨质疏松症易受伤，要多加小心。上下轮椅时或坐在轮椅上参与日常活动时，必须刹车，保证轮椅制动完好。坐上轮椅后绑好安全带以防意外。推轮椅时，如遇下坡时速度要慢，并提醒患者头及背部向后靠并抓紧扶手，以免发生

笔记：

意外。由于轮椅的前轮较小，在快速行驶时如遇到小障碍物易造成轮椅突停而导致轮椅或患者向前倾翻而伤害患者，必要时可采用后拉的方式。天冷时可将毛毯直接铺在轮椅上，用毛毯围在患者颈部及两臂，将上半身围好后，用毛毯将双下肢包裹好。长期乘坐轮椅者应定时减压，避免臀部压疮的产生。此外，要定期检查轮椅的功能及加润滑油，保持完好备用。

10. 平车的使用及注意事项？

在使用平车前应检查平车是否完好。使用时可根据具体情况采用不同的方法（图31）。

能在床上配合移动者可采用挪动法：将平车紧靠床边，大轮端靠近床头，家属帮助患者移向床边，在床旁抵住平车，协助患者将上身、臀部、下肢按顺序向平车挪动，使患者躺卧舒适。

儿童及体重较轻者可采用一人搬动法：将平车推至床尾，使平车头端（大轮端）和床尾呈钝角，搬运者一臂自患者腋下伸至肩部外侧，一臂伸入患者大腿下，患者双臂交叉依附于搬运者颈后，搬运者托起患者移步转身，将患者轻放于平车上。

不能自行活动或体重较重者可采用两人或3人搬运法：两人搬运时，甲一只手托住患者颈肩部，另一只手托住患者腰部，乙一只手托住患者臀部，另一只手托住患者腘窝。3人搬运时，甲托住患者头、肩胛及胸部，

笔记：

乙托住患者背、臀部，丙托住患者腘窝、脚部。

病情危重或颈、脊椎骨折等患者可采用四人搬运法：推平车至患者床边，甲站于床头，托住患者头及颈肩部，乙站于床尾，托住患者两腿，丙和丁分别站于患者及平车的两侧，紧握床单，4 人合力同时抬起患者，轻放于平车上。

使用平车应注意：推车时家属应站在患者头侧，便于观察患者病情；搬运患者时尽量让患者身体靠近搬运者；平车上下坡时，患者头部应在高处一侧；患者头部应位于大轮端，因小轮转动灵活，大轮转动次数少，可减少颠簸带来的不适感；推车进出门时，不可用车撞门；天冷时注意保暖。

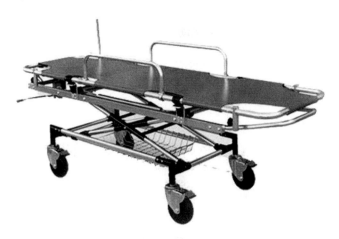

图 31　平车

笔记：

11. 术后能吸烟饮酒吗？

术后应避免吸烟酗酒。吸烟对健康有百害而无一益，所以无论是术前还是术后都应减少吸烟，尽可能戒烟。而酒精是一种常被人们饮用的化学物质，它能迅速被胃肠道吸收入血，并到达全身各处，如果酒精在血液中大量积聚，将严重损伤细胞和组织，尤其是脑和肝。吸烟和酗酒不利于患者的术后康复。

12. 术后能正常生育吗？

手术本身不影响生育，但化疗或放疗都会影响生育，安全起见最好在化疗后 1 年半以后再考虑生育。

13. 出院后能驾驶机动车吗？

根据患者病情，可根据目前有无不适、有无影响行车安全的症状来决定是否可以驾车。如果有癫痫发作的情况以及意识、肢体活动和反应能力等影响开车的情况，是不可以开车的。

14. 出院后可以坐飞机吗？

一般情况下术后各项检查指标恢复正常后可以坐飞机，对身体及大脑几乎没有影响。如果颅压过高或是伴有生命体征不稳定的话不适宜乘坐飞机；需要考虑患者是否有心或脑血管疾病，空中轻度缺氧的过程有可能使

笔记：

患者病情加重；对于伴有癫痫发作的胶质瘤患者如果发作不频繁，也可以乘坐飞机出行，虽然飞机在上升和下降的过程中瞬间压差，可能有少许不适，但是一般不会导致癫痫发作；对于颅骨缺损的患者需要考虑颅骨缺损的部位和大小，具体是否可以坐飞机还需要遵从主管医生的建议。

15. 出院后可以佩戴假发吗？

一般情况下，手术后头部伤口愈合良好，1 周左右可拆线，拆完线后 1 周待伤口再次愈合后可以佩戴假发。如果出现伤口愈合不良、溃疡和发脓等情况则不能佩戴假发。

16. 胶质瘤康复期间的运动原则是怎样的？

应选择合适的早期康复时机，患者主动参与，家属积极配合，运动以循序渐进、持之以恒为原则。根据术后病情和肢体运动功能状况安排具体康复活动内容，四肢活动正常的患者建议做强度适宜的有氧运动，每天坚持锻炼；四肢活动不好的患者建议每天离床坐轮椅活动，加强四肢肌力锻炼；一侧肢体活动不好的患者，可以利用另一侧好的肢体协助运动，促进偏瘫侧肢体运动功能恢复；病情较差，无法下床活动的患者，建议摇高床头，由陪护者给患者做肢体被动活动，预防肌肉萎缩。

笔记：

第五篇　放疗、化疗

1. 胶质瘤放疗治疗原理是什么？

放疗，即放射治疗，是指通过采用特殊设备产生的各种不同的射线照射癌组织，依据射线的生物学原理，通过放射线的能量，改变癌细胞的内部结构，直接或间接破坏细胞组织，杀死癌细胞或抑制癌细胞的生长，以达到治疗癌症的目的。目前，放疗可分为外照射和内照射两种，是治疗恶性肿瘤的主要手段之一。

2. 该不该做放疗？哪些情况下应该做放疗？

脑胶质瘤的治疗方法通常有手术治疗，放射治疗和药物治疗三种。放射治疗是脑胶质瘤综合治疗的一个重要组成部分，除了少数Ⅰ级或Ⅱ级的体积小且属于非功能区的胶质瘤外，大多数的胶质瘤是达不到细胞层面全切的。对于高级别胶质瘤患者即使在影像学上切除彻底，也应该采取放射治疗，有助于延续肿瘤复发患者的生存期。Ⅰ级的胶质瘤切除干净一般不用放疗，没有完全切除的需要放疗或化疗。少数做到扩大切除的Ⅱ级胶质瘤，根据危险因素分析可以选择观察。

3. 放疗能够让肿瘤消失吗？

通过放疗对机体内癌细胞的杀伤，患者体内肿瘤会逐渐缩小。然而，即使放疗后影像学显示肿瘤消失，也仅仅意味着看得见的肿瘤消失，患者体内仍可能潜伏着

笔记：

未被发现的微小癌灶，包括多灶性病变的原发微小灶和已发生转移的微小灶转移。

4. 高级别脑胶质瘤放疗的最佳时机？

研究显示，恶性胶质瘤的生存时间与放疗开始时间密切相关，术后早期放疗能有效延长高级别胶质瘤的生存期，强烈推荐术后尽早（手术后 2 ~ 6 周）开始放疗。随着放疗时间的延迟，患者中位生存期明显缩短，放疗每延迟一周，患者死亡风险会增加 2%。因此，在患者术后恢复好且伤口的包扎不影响定位的情况下，放疗越早进行越好。

5. 哪些患者不适合放疗？

脑胶质瘤放疗禁忌证：一般来讲，伴有严重心、肺、肝、肾功能障碍者，颅内高压未能得到处理和控制者，肿瘤在颅内散布生长或发生全身多处转移者等，可视为脑瘤放疗的相对禁忌证。此外，脑瘤患者是否可以接受放射治疗，还应注意肿瘤是否转移扩散，患者的全身状况以及肿瘤对放射线的敏感性等多方面的因素。

6. 选择放疗的地点有区别吗？

放疗的质量保证是放疗能够成为癌症的三大主要治疗方式的重要原因之一。而放疗的质量保证主要是通过一系列环节的规范来保证的，这也说明各个医院放疗科

笔记：

室的质量保证和质量控制是存在差异的，因此请必须到正规的且设有放疗科室的医院进行放疗。

7. 放疗的基本流程是怎么样的？

如外科医生建议放疗，患者可遵循以下的流程进行治疗：

（1）放疗医生门诊：放疗医生了解患者情况，评估患者是否有放疗适应证及禁忌证，确认放疗的方案。

（2）体位固定：要准确地把射线引到肿瘤灶上去，必须要对患者身体做固定。因此，在此期间请配合医生，在一段时间内保持不动。

（3）模拟定位：在放疗之前，医生会让患者体位固定好后，在模拟放疗的情况下进行 MRI 和 CT 等影像学检查，并在患者体表画线，这是进行身体再次固定的重要标志。由于画线会随着摩擦或出汗等因素褪色或不清楚，请仔细保护，如果线变模糊了，一定马上请医生补画，千万不要自己去画。

（4）靶区勾画：这个步骤不需要患者参与，由医生在计算机图像前确定靶区需要放疗的区域。放疗计划设计，包括适形计划、调强计划等，不需要患者参与。

（5）放疗计划验证。

（6）实施放疗：患者需按照放射治疗师的要求进行摆位，放疗时患者一般没有疼痛不适感觉也不需要麻醉。

笔记：

（7）放疗后，患者需要进行康复，并按照医生要求进行随访。

8. 放疗需要多长时间？

放疗大概需要 1 个半月的时间。

9. 主要的放疗方式有哪些，主要区别在哪里？

如果按照放疗的照射方式来分，放疗可以分为外照射和内照射。①外照射：就是体外的远距离照射，放射源位于体外一定距离，对人体肿瘤病灶进行照射。放射治疗、三维适形放疗、调强放疗、影像跟踪放疗等，都是属于外照射范畴。原理都是放射源位于体外一定距离，根据采用固定源皮距照射（普通放疗）和等中心照射（精确放疗）技术。②内照射：又叫近距离照射或者腔内照射。就是把放射源直接放在肿瘤组织内或者人体内的自然腔隙内进行照射。腔内照射、敷贴照射、放射性粒子植入治疗、组织间照射等，都是属于内照射范畴。比如宫颈癌的后装治疗、胰腺癌的粒子植入治疗等。

如果按照放疗的精确程度来分，放疗可以分为普通放疗和精确放疗。普通放疗属于传统放疗技术。精确放疗的优点是在把剂量最大程度地集中到肿瘤靶区的同时，又可以尽可能地降低周围正常组织或器官的。精确放疗常见的有三维适形放疗、调强放疗等。

笔记：

如果按照放疗和手术结合来分，可以分为术前放疗、术后放疗、术中放疗。术前放疗的目的是为了缩小肿瘤，为手术创造机会，可以更多地切除肿瘤病灶。术后放疗是为了降低局部复发率。术中放疗目前应用较少，主要目的也是减少正常组织照射，提高肿瘤局部控制率。

10. 高级别脑胶质瘤的常用放疗剂量是多少？

推荐放射治疗照射总剂量 54～60Gy，分割为 30～33 次，1.8～2.0Gy/次，每日 1 次。肿瘤体积较大和/或位于重要功能区及Ⅲ级间变性胶质瘤，可适当降低照射总剂量。

尽管 3D-CRT 或 IMRT 具有提高靶区适形度、减少正常组织受量，最大限度地缩小照射体积，能够给予靶区更高的放疗剂量，但提高剂量后的疗效尚未得到证实，应谨慎提高照射总剂量或分剂量。

11. 如何确定高级别脑胶质瘤的靶区？

靶区勾画原则是在安全的前提下，尽可能保证肿瘤达到 60Gy 地照射剂量，应参考术前、术后 MRI，正确区分术后肿瘤残存与术后改变，在临床实践中，医师应根据靶区位置、体积、患者年龄、KSP 评分等因素综合考虑，灵活运用以上关于靶区设定的建议，平衡照射剂量、体积与放射性损伤之间的关系。

笔记：

12. 复发脑胶质瘤如何放疗？

评估复发胶质瘤再放疗的安全性时，应该充分考虑肿瘤的位置及大小。由于复发前多接受过放射治疗，对于复发较小的病灶回顾性研究多采用立体定向放射外科治疗（SRS）或低分割 SRT 技术，而对于传统的分割放疗研究多集中在体积相对较大的复发病灶，应充分考虑脑组织的耐受性和放射性脑坏死的发生风险。放疗联合药物治疗可推荐贝伐珠单抗及 TMZ，联合治疗能够延长部分患者的 PFS（无进展生存期）和 OS（总生存期）。

13. 什么叫三维适形放疗？

三维适形放疗（3D-CRT）是一种高科技放射治疗技术，即通过调整照射野形态、角度及照射野权重，使得高剂量区剂量分布的形状在三维方向上与病变的形状相一致。它的特点高剂量分布区与靶区的三维（立体）形状的适合度大大提高，靶区周围正常组织照射显著减少。

14. 什么叫调强放疗？

调强适形放射治疗是三维适形放疗的一种，要求辐射野内剂量强度按一定要求进行调节。它是各处辐射野与靶区外形一致的条件下，针对靶区三维形状和要害器官与靶区具体解剖关系对束强度进行调节，单个辐射野内剂量分布是不均匀的但是整个靶区体积内剂量分布更

笔记：

均匀，对肿瘤细胞治疗更精准，副作用更小。

15. 什么叫常规分割放疗？

常规分割放疗：常规分割放疗是指在保证总剂量不变的情况下，要注意每次剂量的大小和间隔时间，既满足最大限度地杀灭肿瘤细胞，又保证正常组织得到最大程度地增殖和修复。正是这样，才产生了不同的分割放疗方法。常规分割（CF）最早在 1934 年提出，即每天照射 1 次，每次 Dt1.8～2.0Gy，每周照射 5 次。在这种情况下，一般认为正常组织的非致死性损伤在 24h 内可得到修复。这也是目前放疗过程中常用的分割方法。

16. 什么叫超分割放射治疗？

超分割放射治疗指的是在与常规分割方案相同的总疗时间内，在保持相同剂量的情况下每天照射两次。

17. 肿瘤区临床靶区和计划靶区是什么关系？

肿瘤区（GTV）包括已确定存在的肿瘤以及受侵犯组织。

临床靶区（CTV）包括已确定存在的肿瘤以及潜在的受侵犯组织，CTV 要大于 GTV，GTV 和它外周亚临床病变组织构成临床靶区 CTV。

计划靶区（PTV）包括临床靶区，照射中患者器官运动和由于日常摆位中靶位置和靶体积变化等因素引起的扩大照射的组织范围。

18. 什么是伽马刀放疗？胶质瘤适合用伽马刀吗？

伽马刀是立体定向放射外科的主要治疗手段，是根据立体几何定向原理，讲颅内正常的组织或病变组织选择性地确定为靶点，使用钴-60产生的伽马射线进行一次性大剂量地聚集照射，使之产生局灶性的坏死或功能改变而达到治疗疾病的目的。

伽马刀是一种集中放疗的手段，本身即为放疗。它适合边界清楚的、实质性的、3cm以内的肿瘤。目前主要用于脑转移癌、AVM、神经鞘瘤、脑膜瘤等的治疗。

对于脑胶质瘤的治疗，一般建议在保证安全的前提下、最大限度地切除肿瘤之后，尽可能采取标准放疗方法，即进行30次分割的55～65Gy的放疗方式。这种放疗效果对于胶质瘤的治疗效果公认最为理想。所以伽马刀并不是胶质瘤放疗的首选。然而，如果胶质瘤在治疗之后，有局灶性的特别是小灶性的实性结节的复发，可以考虑通过伽马刀的方式进行局部治疗。特别是之前曾接受过标准放疗的患者，此时不宜接受更大范围的放疗，而对于小灶性的复发，伽马刀治疗对周围脑组织影响比较小。

19. 什么是射波刀？射波刀适合胶质瘤吗？

射波刀（Cyberknife）又称"立体定位射波手术平台"，也称"网络刀"或"电脑刀"，是全球最新型的

笔记：

全身立体定位放射外科治疗设备。射波刀治疗属于精准放射治疗，在治疗过程中实时追踪治疗，对肿瘤进行精确、高剂量的毁灭打击，对周围正常组织损伤较轻。广泛应用于头部脑膜瘤、听神经瘤、复发胶质瘤、海绵窦海绵状血管瘤、脑转移瘤、前列腺癌、早期肝癌、骨转移瘤、肺转移瘤等。

射波刀放疗广泛适合胶质瘤治疗，特别适用于无法耐受手术的老年患者或手术无法切除的病变。

20. 质子治疗的原理是什么？

质子治疗是放疗中的一种，是国际公认的放疗尖端技术。质子属于粒子线。质子治疗是利用失掉电子的氢原子原子核，经回旋加速器加速到光线的70%，高速穿透到人体内部，到达肿瘤病灶区域，然后速度突然降低并停止，释放出最大能量，产生具有强大杀伤力的布拉格峰，将癌细胞杀死，同时有效地保护周围正常组织不受损害。

21. 质子放疗比传统放疗的主要优势是什么？

质子放疗的主要优势：①疗效好：质子对肿瘤细胞的杀伤效果是光子的1.2倍，离子是两倍以上。②量集中：质子与离子有一个布拉格峰，即在某一深度会把大部分能量释放出来，可以调整深度，使得大部分能量都作用在肿瘤细胞上，对正常组织的损伤非常小。

笔记：

22. 目前可以进行质子治疗的医院有哪些？

中国区域内的质子质量中心有上海质子重离子医院（国内无转诊中心，患者直接联系医院）和中国台湾地区林口长庚质子治疗中心（可以通过北京肿瘤医院国际肿瘤中心免费转诊）。

欧美、德国、日本等发达国家都拥有世界知名的质子治疗中心，德国慕尼黑 RPTC 质子治疗中心、日本国立癌症研究中心东医院质子治疗中心、法国居里研究所质子治疗中心都在颅内肿瘤的质子治疗方面积累了丰富的临床经验。选择转诊时，最好是选择国内有医疗资质的医院进行转诊。

23. 放疗期间的营养支持有哪些注意事项？

放疗期间，鼓励患者不要因放疗而食欲不振，减轻情绪等不良因素对食欲的影响。同时患者家属准备饮食要注意色香味俱全，让患者增进食欲，适当进食。提供饮食时尽可能做到营养均衡。保证足够的蛋白质及热量。

放疗前应多进食瘦肉、鸡、鸭、蛋、奶、水产品（鱼）、大豆制品、米、面、杂粮、新鲜的蔬菜和水果等高蛋白、高热量、高维生素的食物，使机体有一定的营养贮备。增加汤类，以补充足够的水分。食物加工以蒸、煮、炖等易消化的方式为主。

笔记：

　　放疗期间，针对不同的放疗反应采取不同的饮食措施。出现黏膜损伤，吞咽咀嚼困难时，可将食物加工成容易咀嚼和吞咽状态，如做成肉糜、菜泥、粥类、汤类等或做成匀浆饮食。饮食的温度以偏凉为好。宜少量多餐，以增加饮食量。出现放射性皮炎、黏膜炎时，要注意维生素 A、维生素 B_2、维生素 C 的补充，可多摄入蛋黄、乳类、动物肝、橙红色和绿色的蔬菜。放疗患者常出现食欲不振、味觉迟钝，饮食应以营养丰富、口味清淡食物（如梨、绿豆、银耳等）为宜。味觉下降时，食物做得香一些，以香气扑鼻来刺激食欲，食盐和调味品可稍多加点，使口中乏味者感到可口些。嗅觉异常者和恶心呕吐者可在食物中加姜汁或喝些陈皮茶。便秘者应增加含膳食纤维素的摄入，如蔬菜、水果，可多食海带、香蕉、蜂蜜、核桃、花生等润肠通便的食物。腹泻者根据腹泻的次数和大便的性质调整饮食，应减少膳食纤维的摄入量，可选用有止泻作用的食物，如焦米汤、蛋黄米汤、胡萝卜泥等。

24. 放疗效果不佳的原因有哪些？

　　放射治疗的疗效取决于放射敏感性，不同组织器官以及各种肿瘤组织在受到照射后出现变化的反应程度各不相同。放射敏感性与肿瘤细胞的增殖周期和病理分级有关，即增殖活跃的细胞比不增殖的细胞敏感，细胞分化程度越高放射敏感性越低，反之越高。此外，肿瘤细

笔记：

胞的氧含量直接影响放射敏感性，例如早期肿瘤体积小，血运好，乏氧细胞少时疗效好，晚期肿瘤体积大，瘤内血运差，甚至中心有坏死，则放射敏感性低，肿瘤局部合并感染，血运差（乏氧细胞多），放射敏感性下降。因此，保持照射部位清洁，预防感染、坏死，是提高放疗敏感性的重要条件。

25. 放疗过程痛苦吗？有哪些风险？

放疗操作本身不会给患者由疼痛的不适，但整个放疗过程中会出现一些副作用及并发症，需要患者和家属同心协力去克服。

26. 放疗期间常见副作用怎么处理？

放射治疗是一种局部治疗手段，所发生的毒副作用也往往和局部的重要脏器有关，常见的不良反应可有：

（1）皮肤反应：照射区可能出现皮肤发红、变黑、皮炎、脱毛、溃疡等反应，应注意保持皮肤干燥，避免局部不良刺激及强光照射，预防局部感染。

（2）口腔黏膜反应：因不同放射量可出现充血、水肿、溃疡、白色假膜、出血、口干等症状。应使用含漱剂保持口腔清洁，口服维生素，必要时使用抗生素，控制感染。

（3）全身反应：可有食欲减退、恶心、呕吐、头晕、乏力、白细胞及血小板计数减少等不良反应。应加

笔记：

强营养、调整饮食，定期检查血象，必要时使用生血药物。

（4）放射性脑损伤：放疗对脑组织损伤依据发生的时间和临床表现划分为 3 种不同类型，即急性（放疗后 6 周内发生）、亚急性（放疗后 6 周至 6 个月发生）和晚期（放疗后数月至数年）。急性和亚急性放射损伤，可能为血管扩张、血脑屏障受损和水肿所致。急性损伤表现为颅高压征象，如恶心、呕吐、头痛和嗜睡等；还可表现为原有神经系统症状加重或出现反复：语言障碍、肢体活动异常、癫痫发作等。通常是短暂而且可逆，应用甘露醇、类固醇激素、抗癫痫药物可以缓解症状。亚急性放射性脑损伤表现为嗜睡和疲劳，通常可在数周内自愈，必要时予以皮质类固醇类药物治疗以控制症状。

（5）晚期放疗损伤：晚期放射反应常常是进行性和不可逆的，包括白质脑病、放射性坏死和其他各种病变（多为血管性病变）。放疗的总剂量、分割剂量等与白质脑病的发生直接相关。非治疗相关因素包括一些使血管性损伤易感性增加的伴随疾病，如糖尿病、高血压及高龄等，均可使白质病的发生率增加。同步化疗也是另外一个危险因素，脑胶质瘤 TMZ 同步放化疗后假性进展发生率明显增高，其本质就是早期放射性坏死。最严重的晚期放疗损伤是放射性坏死，发生率约为 3%～24%。放疗 3 年后是出现的高峰期。放射性坏死的临床表现与

笔记：

肿瘤复发相似，如初始症状的再次出现，原有的神经功能障碍恶化和影像学上出现进展的、不可逆的强化病灶，其周围有相关水肿。

减少放射损伤根本在于预防，合理规划照射总剂量，分次量及合适的靶区体积可有效减少放射性坏死发生率。

27. 放疗的远期效应有哪些？

记忆力减退，智能下降，认知能力障碍，脑组织局灶性坏死。

28. 放疗后头皮颜色变深能恢复吗？

（1）放疗过程中放疗区皮肤的变化：放疗区皮肤早期会出现皮肤干燥，并出现皮肤充血伴红斑，于放疗数日后出现，这是放疗后血管反应的结果。随着放疗次数的增加，红斑区进一步扩大，并会有轻度肿胀，伴瘙痒感，逐渐放疗区皮肤会出现色素沉着而变黑，继而出现表皮的剥脱，严重者会出现溃破，流水。

（2）放疗后放疗区皮肤的变化：如果放疗中皮肤仅出现表皮剥脱，而未出现破溃流水，通常放疗后皮肤可慢慢复原，但表面多干燥；如果在放疗中出现破溃，甚至流水，皮肤痊愈后会出现色素沉着或减退呈花斑样改变，毛细血管扩张，皮肤纤维化变硬等。

（3）放疗区皮肤变化的处理：医生会在不同的反应

笔记：

期做相应的处理，如皮肤干燥时，使用一些油剂，以保持湿润；红肿瘙痒时可用一些收敛止痒药物；皮肤剥脱溃疡时，可用一些促进皮肤愈合的药物，如表皮生长因子喷剂；合并感染时，可用一些外用抗菌药物，如庆大霉素外喷等。放疗后的皮肤色素沉着或减退的花斑样改变，无特殊处理方法，一般为不可逆的。对于皮肤纤维化变硬，可以使用一些活血化瘀的药物，如复方丹参滴丸。

29. 什么叫放射状脑坏死？

放射性脑坏死一般发生于放射治疗后数月到数年，所以称之迟发性或延期性放射性脑坏死。多见于鼻咽癌患者和脑肿瘤术后放疗者。引起放射性脑坏死的主要因素是放射总剂量、放射时间、放射面积以及单次照射量及照射次数。临床上所以会引起严重迟延性脑坏死，往往是因为其总剂量在6000拉德以上，且是多疗程的治疗。目前对其病因大致有两种看法：一种认为是放射线损伤了敏感的脑组织，其中主要是胶质细胞和各种神经元，即所谓直接机械刺激作用；另一种认为是微血管的反应，其基本病因是进行性闭塞性脑血管病变，引起缓发性缺血性梗死。

30. 什么是肿瘤假性进展？

肿瘤假性进展是和肿瘤复发相对应的现象，即患者

笔记：

放化疗后，很快出现原有影像学增强病灶面积变大的现象，甚至出现新的影像学增强病变，但未经任何进一步治疗即可逐渐减退，由于这一现象和肿瘤复发非常相近，称为肿瘤假性进展。它与同步化疗特别是替莫唑胺相关，与照射剂量、治疗强度相关，MGMT（O^6-甲基鸟嘌呤-DNA 甲基转移酶）甲基化者更常见。

31. 化疗能彻底消除肿瘤吗？

化疗消除肿瘤的概率由个人的身体情况和病情程度决定。症状比较轻的，可以先通过手术将肿瘤切除，再进行化疗时，将体内残留的肿瘤细胞和成分彻底消除。比较严重的肿瘤，只能通过化疗延缓病情的发展，不能彻底消除肿瘤。

32. 化疗的最佳时机是什么时候？

肿瘤切除程度影响化疗效果。推荐化疗应在最大范围安全切除肿瘤的基础上进行，术后应尽早开始化疗和足量化疗。在保证安全的基础上，采用最大耐受剂量的化疗以及合理的化疗疗程，可以获得最佳的治疗效果。

33. 化疗有哪些风险？

（1）心脏毒性：临床可表现为心律失常，心力衰竭，心肌病综合征（患者表现为无力，活动性呼吸困难，发作性夜间呼吸困难，心力衰竭时可有脉快、呼吸

笔记：

快、肝大、心脏扩大、肺水肿、水肿和胸水等），心电图出现异常。

（2）肾毒性：部分化疗药物可引起肾脏损伤，表现为肾小管上皮细胞急性坏死、变性、间质水肿、肾小管扩张，严重时出现肾功能衰竭。患者可出现腰痛、血尿、水肿、小便化验异常等。

（3）肺毒性：少数化疗药物可引起肺毒性，表现为肺间质性炎症和肺纤维化。临床可表现为发热、干咳、气急，多急性起病，伴有粒细胞增多。

（4）肝损伤：化疗药物引起的肝脏反应可以是急性而短暂的肝损害，包括坏死、炎症，也可以由于长期用药，引起肝慢性损伤，如纤维化、脂肪性病变、形成肉芽肿，嗜酸性粒细胞浸润等。临床可表现为肝功能检查异常、肝区疼痛、肝肿大等。

（5）神经毒性：部分化疗药物可引起周围神经炎，表现为指（趾）麻木、腱反射消失、感觉异常，有时还可发生便秘或麻痹性肠梗阻。有些药物可产生中枢神经毒性，主要表现为感觉异常、振动感减弱、肢体麻木、刺痛、步态失调、共济失调、嗜睡、精神异常等。

（6）局部反应：一些刺激性较强的化疗药物静脉注射时可引起严重的局部反应。

（7）骨髓抑制：大多数化疗药物均有不同程度的骨髓抑制，而骨髓抑制又常为抗肿瘤药物的剂量限制性毒性。骨髓抑制在早期可表现为白细胞、尤其是粒细胞的

笔记：

减少，严重时血小板、红细胞、血红蛋白均可降低。不同的药物对骨髓作用的强弱、快慢和长短不同，所以反应程度也不同。患者还可有疲乏无力、抵抗力下降、易感染、发热、出血等表现。

（8）胃肠毒性：大多数化疗药物可引起胃肠道反应，表现为口干、食欲不振、恶心、呕吐，有时可出现口腔黏膜炎或溃疡，便秘、麻痹性肠梗阻、腹泻、胃肠出血及腹痛也可见到。

（9）脱发：有些化疗药物可引起不同程度的脱发，一般常见头发脱落，有时其他毛发也可受影响，这是化疗药物损伤毛囊的结果。脱发的程度通常与药物的浓度和剂量有关。

34. 化疗的意义是什么？

由于恶性脑胶质瘤侵袭性的生长特性及解剖位置的特殊性，尽管手术和放射治疗有效，但仍难免复发，化疗对进一步杀灭残存胶质瘤细胞起重要作用。手术、放疗、化疗的综合治疗是目前提高胶质瘤疗效的关键。化疗治疗胶质瘤的优势在于：手术和放疗都是局部治疗，而化疗是全身治疗，对手术和放疗作用不到的潜伏着胶质瘤细胞的脑组织也能发挥治疗作用，可以杀灭手术区和放疗照射野以外的瘤细胞，从而减少复发；另外，化疗可以多次进行，对不能再次手术及放疗的复发患者，化疗是得力的挽救治疗措施。

笔记：

35. 脑胶质瘤患者化疗的基本原则？

（1）肿瘤切除程度影响化疗效果。推荐化疗应在最大范围安全切除肿瘤的基础上进行。

（2）术后应尽早开始化疗、足量化疗。在保证安全的基础上，采用最大耐受剂量的化疗以及合理的化疗疗程，可以获得最佳的治疗效果。应注意患者免疫力和药物毒性。

（3）选择作用机制不同及毒性不重叠的药物进行联合化疗，减少耐药的发生率。

（4）根据组织病理和分子病理结果，选择合适的化疗方案。

（5）某些抗肿瘤药物和抗癫痫药物会产生相互影响，同时使用应酌情选择或调整化疗药物或抗癫痫药物。

（6）积极参与有效可行的药物临床试验。

36. 胶质瘤常用化疗药物有哪些？

（1）烷（烃）化剂：包括卡莫司汀（carmustine，BCNU）、洛莫司汀（lomustine，CCNU）、丙卡巴肼（procarbazine，PCZ），卡铂（carboplatin，CBP）及顺铂（cisplatin）、替莫唑胺（Temozolomide，TMZ）。替莫唑胺是目前胶质瘤化疗单药口服疗效最好的药物，这个药已经国产化，属于国家二类新药。大宗病例统计报告，使用该药后可以延长胶质母细胞瘤存活期 10 周，可以应用 $75mg/m^2$ 配合胶质瘤放射治疗，不增加放射治疗所产生的毒性副作用。

（2）抗新陈代谢类药物：包括甲氨蝶呤（methotrexate，MTX）、6-硫鸟嘌呤（6-thioguanine，6-TG）及巯嘌呤（6-mercaptopurine，6-MP）。

（3）拓扑酶抑制剂：包括依托泊苷（etoposide，VP-16）、替尼泊苷（teniposide，VM-26）、伊立替康（irinotecan）。

（4）植物类药物：包括长春新碱（vincristin，VCR）、长春花碱。

37. 低级别胶质瘤在哪些情况下需要化疗？

目前低级别脑胶质瘤的化疗时机、化疗方案的选择、化疗与放疗次序的安排等方面均存在一定争议。根据循证医学，对于有高危因素的低级别脑胶质瘤患者，应积极考虑包括化疗在内的辅助治疗。伴有 1p/19q 联合缺失的患者，可以优先考虑化疗，而推迟放疗的时间。高风险低级别脑胶质瘤的推荐化疗方案包括 PCV 方案；TMZ（替莫唑胺）单药化疗；TMZ 同步放化疗。

38. 高级别胶质瘤的主要化疗方案有哪些？

（1）经典化疗方案：①Stupp 方案：在放疗期间每天口服 $TMZ75mg/m^2$，连服 42 天；间隔 4 周，进入辅助

笔记：

化疗阶段，每天口服 TMZ150～200mg/㎡，连用 5 天，每 28 天重复，共用 6 个周期。②PCV 方案：第 1 天，洛莫司汀（CCNU）110mg/㎡ 口服；第 8 天和第 29 天，长春新碱（VCR）1.4mg/㎡ 静脉滴注；从第 8 天到第 21 天，丙卡巴肼（PCB）60mg/㎡ 每日口服；每 6 周 1 次，通常使用 6～12 个月，如疾病进展也可一直使用。应用于胶质瘤治疗中的药物还有卡莫司汀、伊立替康、依托泊苷、顺铂、卡铂、环磷酰胺等。

（2）间变性脑胶质瘤的化疗：对于间变性脑胶质瘤，推荐进行放疗加 TMZ 辅助化疗，放疗同步加辅助同步 TMZ 化疗，放疗联合 PCV 化疗，参加可行的临床试验。对于具有 1p/19q 联合缺失的间变性少突胶质细胞瘤，推荐进行放疗和 PCV 方案化疗，放疗加同步或者辅助 TMZ 辅助化疗，或接受可行的临床试验。对于 KPS < 60 的渐变性脑胶质瘤，推荐进行放疗，MGMT 启动子区甲基化者，建议接受 TMZ 治疗，也可以采用姑息治疗。

（3）GBM 的化疗（年龄≤70 岁）：对于 KPS≥60 的患者，若存在 MGMT 启动子区甲基化，推荐进行常规放疗加同步和辅助 TMZ 化疗，常规放疗加同步和辅助 TMZ 化疗加电场治疗，或接受可行的临床实验。对于 MGMT 启动子区非甲基化和甲基化情况不明确者，推荐进行放疗同步并辅助 TMZ 化疗加电场治疗，单纯标准放疗，或接受可行的临床试验。对于 KPS < 60 的患者，推荐在短程放疗的基础上，加或者不加同步和辅助 TMZ 化

笔记：

疗；存在 MGMT 启动子区甲基化的患者，也可以单独采用 TMZ 化疗或姑息治疗。

（4）间变性室管膜瘤的化疗：肿瘤复发，进行手术后出现再次进展时，或出现全脑全脊髓散播的情况下，可采用铂类药物、依托泊苷、洛莫司汀、卡莫司汀以及 TMZ 等药物进行化疗，或接受可行的药物临床试验。

39. 复发脑胶质瘤如何进行化疗？

目前尚无针对标准治疗后复发脑胶质瘤的标准化疗方案，如为高级别复发脑胶质瘤，强烈建议接受适当可行的临床试验，如果无合适的临床试验，可采用以下方案：

低级别脑胶质瘤复发后可选方案：放疗加辅助 PCV 治疗；放疗加 TMZ 辅助治疗；同步放化疗加 TMZ 辅助治疗；对于以往没有使用过 TMZ 的患者还可以使用 TMZ；洛莫司汀或卡莫司汀单药治疗；PVC 联合方案治疗；以卡铂或者顺铂为基础的化疗方案。

间变性脑胶质瘤复发后可选方案：TMZ；洛莫司汀或卡莫司汀单药治疗；PCV 联合方案治疗；贝伐珠单抗；贝伐珠单抗加化疗（伊利替康，卡莫司汀/洛莫司，TMZ，卡铂）；伊利替康；环磷酰胺；以卡铂或顺铂为基础的化疗方案；依托泊苷。

GBM 复发后可选方案：贝伐珠单抗；贝伐珠单抗加化疗（伊利替康，卡莫司汀/洛莫司汀，TMZ，卡铂）；

笔记：

TMZ；洛莫司汀或卡莫司汀单药治疗；PCV 联合方案治疗；环磷酰胺；以卡铂后顺铂为基础的化疗方案。

40. 少突胶质瘤选择哪种化疗方案比较好？

少突胶质细胞瘤术后如加用化疗，可延长其复发时间。常选用洛莫司汀口服，卡莫司汀静脉滴注，其他常选用的药物有环磷酰胺、噻替哌等。常用的 PCV 方案（Procarbazine-CCNU + Vincristine）能有效控制恶性少突胶质瘤和复发的恶性少突胶质瘤，有效率达 68%~75%。

PCV 化疗方案：丙卡巴肼（PCB）：$60mg/m^2$，1 次/日，口服，第 8~21 天；洛莫司汀（CCNU）：$110mg/m^2$，1 次/日，口服，第 1 天；长春新碱（VCR）：$1.4mg/m^2$，1 次/日，静脉滴注，第 8、29 天；每 6 周 1 次，通常使用 6~12 个月；如疾病进展也可一直使用。

本方案是周期特异性药物和周期非特异性药物相结合，对不同增殖周期的肿瘤细胞有协同杀灭作用。洛莫司汀为亚硝基脲类烷化剂，是周期非特异性药物，能透过血 - 脑脊液屏障。长春新碱为细胞毒剂，可抑制 RNA 和脂质的合成，是细胞周期特异性药物，它可选择性集中在肿瘤组织和神经细胞，故神经毒性较大。丙卡巴肼为强免疫抑制剂，可以抑制 RNA 的合成，易透过血 - 脑脊液屏障。本方案中，最好不用泼尼松或地塞米松，因为糖皮质激素会增加长春新碱的毒性。

笔记：

41. 儿童和成人胶质瘤化疗方案一样吗？

儿童和成人身体的组织结构一样，治疗的药物是相似的，但是儿童正在发育过程中，又有特殊的生理特点：①儿童骨髓增生比较旺盛，会受到化疗药物的损害。②儿童的心肝肺肾这些重要脏器的耐受能力比正常人要低，那么这是需要监测的。所以，儿童的用药量远低于成人，要按千克体重去做精细的计算；在使用过程中，护士要对患者做一个严密的监测。

42. 什么是替莫唑胺？

替莫唑胺（temozolomide），简称 TMZ，又叫作 Temodar，商品名蒂清（国产）和泰道（进口），是一种新型的具有抗肿瘤活性的烷化剂。1998 年在欧洲上市。1999 年 8 月 11 日通过美国食品药品监督管理局（FDA）批准，在美国上市。2008 年在中国上市。

替莫唑胺在体内能快速转化为活性化合物 MTIC [5- (3-甲基三氮烯-1-) 咪唑-4-酰胺]，通过 DNA 的烷基化（甲基化）发挥细胞毒作用，改变癌细胞的 DNA，使其无法快速增殖，甚至使其死亡。因其可透过血－脑脊液屏障，进入脑脊液，能在中枢神经系统达到有效的药物浓度，临床可以用来治疗脑胶质瘤。是治疗脑胶质瘤，特别是多形性胶质母细胞瘤（GBM）或间变型星形

笔记：

_____

_____

细胞瘤的一线药物。并对恶性黑色素瘤、白血病、淋巴瘤、实体瘤有一定疗效。

43. 替莫唑胺副作用大吗？常见副作用有哪些？该怎么处理？

替莫唑胺的副作用相对较小，最常见的是消化道反应，恶心发生率为43%，呕吐为36%。通常为Ⅰ～Ⅱ级，为自限性或经标准止吐治疗后很快控制。严重恶心呕吐的发生率为4%。呕吐严重者在替莫唑胺治疗前可预防性给予止吐药物。而骨髓抑制也比较常见，在胶质瘤患者治疗中Ⅲ～Ⅳ级血小板计数减少发生率为19%，Ⅲ～Ⅳ级中性粒细胞计数减少发生率为17%。骨髓抑制最低点通常在21～28天，在1～2周内可迅速恢复，未见骨髓抑制蓄积现象。有部分患者可出现厌食、便秘、疲劳、头痛、皮疹、发热。少数患者可有腹痛、腹泻、体重下降。脱发、寒战、瘙痒、味觉异常等少见。

44. 什么时候服用替莫唑胺比较好？服用替莫唑胺有哪些注意事项？

为了让替莫唑胺更好地发挥药效，请尽量保证空腹服用，即餐后四小时以后。推荐早上起床以后或晚上睡觉之前服用替莫唑胺。以早晨服用为例：假如早上7：00时起床，先服用止吐药，半小时后即7：30时服用替莫唑胺，在1小时后即8：30时后开始吃早饭。这

笔记：

样有助于替莫唑胺的吸收，保证有效的药物浓度。以晚上服用为例，假如22：00时休息，那么安排18：00时用晚饭，然后21：30时服用止吐药，半小时后即22：00时再服用替莫唑胺，即可休息。服用后最好不要再进食，这样既可以避免减少对替莫唑胺的吸收，又可以减少呕吐的发生。

服用替莫唑胺的注意事项：①给予替莫唑胺后发生呕吐，若将替莫唑胺胶囊全部吐出，则需要补服；若只是吐出少许胃内容物，则不需要补服。替莫唑胺胶囊不可打开或咀嚼，应伴水整个吞服。若胶囊破损，应避免内部药粉接触皮肤及黏膜。②儿童、孕妇及哺乳期妇女不宜使用。③慎用于肝肾功能不全者。

45. 替莫唑胺要服用多久？

因为不同患者的体质和病情不一样，服用时间要根据患者的具体情况而定，而且要在医生指导下服药和停药。替莫唑胺副作用相对较小，一般治疗胶质瘤建议采用5/28方案，服用6~12个周期。患者带瘤状态下，服用替莫唑胺过程中无明显并发症且肿瘤控制良好的，可以适当延长治疗周期。停药后，患者要注意自己有无不适，出现不适要及时就医。

46. 如何服用替莫唑胺？

成人患者：对于未行化疗的患者，28天为1个周

笔记：

期，第 1～5 天每日剂量 200mg/m² 口服，每日 1 次；对于做过化疗的患者，第 1 周期初始剂量为每日 150mg/m²，在第 2 周期化疗首日若中性粒细胞绝对值（ANC）≥1.5×10⁹/L，血小板计数≥100×10⁹/L，则第 2 周期每日剂量升至 200mg/m²。

儿童患者：对于≥3 岁的患者，28 天为 1 个周期，第 1～5 天给予 200mg/m² 替莫唑胺胶囊，口服，每日 1 次；对于曾接受过化疗的儿童患者，第 1 周期初始剂量为每日 150mg/m²，第 1～5 天口服，每日 1 次，如无血液学毒性，第 2 周期每日用量升至 200mg/m²。

治疗最长 2 年。在任一周期内若 ANC < 1.0×10⁹/L 或血小板计数 < 50×10⁹/L，下 1 个周期应降低一个剂量水平。剂量水平包括 100mg/m²、150mg/m² 和 200mg/m²。最低推荐剂量为 100mg/m²。

47. 替莫唑胺产生抗药性的机制与治疗措施？

目前认为主要存在如下耐药机制 O⁶-甲基鸟嘌呤-DNA 甲基转移酶（O⁶-methylguanine-DNA methyltransferase，MGMT）是分子量为 22kD 的酶蛋白，能与 DNA 鸟嘌呤 6 位氧上的烷基化合物结合，将烷基转移到 MGMT 的第 145 号半胱氨酸活性位上，使 DNA 上烷基化的鸟嘌呤被还原，错配修复途径的蛋白复合物因缺陷而导致不能识别错配碱基对，从而使细胞容忍甲基化存在，避免子链 DNA 缺口出现，导致耐药性。

笔记：

MGMT 是唯一能将 O^6 鸟嘌呤复合物从 DNA 上移除的蛋白，因此细胞对于 DNA 损伤的修复能力取决于 MGMT 在细胞内的含量和合成速率。MGMT 在肿瘤细胞中的表达水平则差异较大，因而内源性 MGMT 活性高的肿瘤细胞可降低烷化剂的杀伤效果，造成耐药，这可能是部分恶性胶质瘤患者应用替莫唑胺治疗失败的一个根本因素，但是长时间应用替莫唑胺，将消耗 MGMT，恰好 MGMT 的化学结构又具有饱和性特征，因此可通过合理用药，起到一定的自身克服耐药的作用，即采用替莫唑胺连续暴露以消耗 MGMT 的方法。

48. 化疗期间的主要饮食原则是什么？

（1）饮食应富含蛋白质：化疗药物往往损伤骨髓造血系统，造成不同程度的贫血和白细胞减少。有些化疗患者出现呕吐、腹泻，不仅食物的消化吸收能力减弱，而且丢失大量蛋白质，此时需要补充更多的蛋白质。一般来说，肉、蛋、奶、豆制品和各种坚果均可提供优质蛋白质。

（2）应食用含铁多的食物：目的是预防和纠正贫血。含铁丰富的食物有动物肝、瘦肉、动物血、菠菜等，可根据患者的喜好选用。

（3）腹泻的化疗患者应多食含钾丰富的食物：腹泻时造成大量钾离子丢失，只能从食物中摄取。土豆、橘子、桃、杏等食物含钾量比较高。腹泻的患者还应多补充水分，一般以开水、淡茶、果汁为宜。不宜饮用咖

笔记：

啡、浓茶和各种酒类。

（4）严重便秘的患者应增加纤维素的摄入，便秘一般是由于消化道的蠕动过缓所致。为刺激肠蠕动应多吃富含纤维素的食物。茎叶类的蔬菜，水果中的香蕉、草莓，坚果中的花生、杏仁，干果中的葡萄干，以及地瓜等均有利于通便。燕麦片的纤维素含量也很高，有些产气食物如豆类、萝卜、南瓜之类也可增加肠道蠕动。

49. 月经期可以放化疗吗？如何处理？

一般情况下，月经期也可以放化疗。但是月经期间身体抵抗力下降，建议要调整好生活节奏，精神压力不要过大，多注意休息，不要熬夜，养成良好的生活习惯。在治疗期间要多听取面诊医生的指导建议和意见。

50. 放化疗会脱发吗？如何处理？

任何药物都不能只杀伤癌细胞，在杀伤癌细胞的同时也会损害人体的正常细胞。人体中活跃生长的正常造血细胞、消化道黏膜细胞和毛囊细胞更容易受到损伤。其中主导毛发生长的毛囊细胞受损后，容易引起脱发。掉头发通常发生在治疗后 2～3 星期，甚至两次治疗之后才发生，可能是渐渐地掉落或一次一丛地掉落。毛发脱落可能发生在身体的任何一个有毛发的部位，并不只限于头部，像是眉毛、腋毛、手毛、腿毛甚至阴毛都可能受影响。但是患者也不用害怕，因为毛发掉了又会重新生长，而往往还会长得更黑、更密。患者可以在脱发

笔记：

期间佩戴适合自己的假发或者好看的帽子来维持形象。注意个人卫生，保证床单位舒适整洁。

51. 什么是 Ommaya 囊？

Ommaya 囊是神经外科医师 Ommaya 发明的，包括一个扁平状的储液器与一根引流管相接而成，其最初设计目的是在治疗真菌性脑膜炎时进行侧脑室持续给药，因此又称为"储药囊"。

52. 如何利用 Ommaya 囊进行化疗？

术后采用 Ommaya 化疗囊，化疗囊导管端置于肿瘤残腔，囊端置于距手术切口 3 ~ 4cm 帽状腱膜下，最好选择最高点予以固定。术后 1 周定期通过 Ommaya 化疗囊进行控释化疗，消毒化疗囊处头皮备皮，将化疗药物注射到化疗囊内。使药物缓慢、恒速、持续地释放（图 32）。

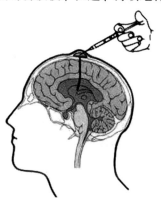

图 32　通过 Ommaya 囊进行控释化疗

笔记：

53. 术后间质内放化疗有哪些特点？

与传统手术和术后单纯放疗或化疗相比，手术切除结合术后间质内放化疗明显能减少单纯放疗或化疗药物的副作用，显著提高化疗准确性和强度。间质内放置化疗囊可使化疗药物近距离杀伤残留的肿瘤细胞，既避免了全身化疗的大剂量用药，又增强了患者对治疗的耐受性。瘤内间质化疗属于低剂量持续放疗，可提高乏氧肿瘤细胞的敏感性，肿瘤中的乏氧细胞可以再氧合而增高对放疗的敏感性。间质内放化疗相结合治疗恶性胶质细胞瘤，减少了照射面积，降低了照射剂量，有效减轻了放疗导致的亚急性脑组织坏死和对正常脑细胞的损害。有研究表明手术切除结合术后间质内放化疗治疗恶性胶质细胞瘤疗效确切，值得临床推广应用。

54. 什么是贝伐珠单抗？

贝伐珠单抗（bevacizumab）是靶向血管内皮生长因子（VEGF）治疗的代表，它是一种单克隆抗体。它能特异性的与 VEGF-A 结合，阻断 VEGF-A 与血管内皮细胞的相应受体结合，使 VEGF 不能发挥其生物学功能，从而抑制肿瘤血管生。

55. 贝伐珠单抗在治疗胶质瘤中的作用？

高级别胶质瘤是一种预后差的恶性肿瘤。贝伐珠单

笔记：

抗与其代表的抗血管治疗是目前得到批准、有发展前景的治疗方式。然而，目前贝伐珠单抗在临床中的应用效果可改善胶质瘤患者无进展生存期，但对中位总生存期无明显延长，对于初发多形性胶质母细胞瘤（GBM）患者标准治疗上不推荐加贝伐珠单抗，对于复发 GBM，推荐使用贝伐珠单抗，可联合采用洛莫司汀、替莫唑胺等。对于该药的治疗前景尚需要更多的临床观察和数据分析以及机制探讨。

56. 影响化疗效果的因素都有哪些？

（1）耐药：可提高药物剂量、增加用药的品种。

（2）剂量强度：进行化疗时要坚持：①准确的时间，②恰当的途径，③标准的剂量。如不坚持此原则，化疗的时间、途径和剂量混乱，则将严重影响化疗疗效。

（3）肿瘤负荷：是指人体中癌细胞的数量、肿瘤的大小或癌症病灶的总量。

（4）细胞的异质性：同一种类的肿瘤细胞的生物学行动也不一样。

57. 什么叫同步放化疗？

同步放化疗就是在放疗的同时，给予患者口服或静脉的化疗药物，包括单独使用同步放化疗、术前同步放化疗、术后同步放化疗等。其目的为：①应用化疗药物

笔记：

的放射增敏作用来增加肿瘤对放射线的敏感性，有助于肿瘤细胞被更彻底的消灭。②化疗药物本身对远的可能已经潜在的肿瘤转移细胞有杀灭作用。

58. 脑胶质瘤局部治疗是什么？

（1）局部放疗：通过改善给药方式，将大剂量放射性物质输送到肿瘤内及已被大量肿瘤细胞浸润的直接外围组织已广泛应用。近年来，近距离放疗大多被立体定向放射治疗取代，两者疗效相似，但这些方法更适于直径小于3cm的肿瘤。

（2）局部化疗：术中直接向瘤内注射给药或瘤腔植入Ommaya囊，然后注入不同的药物行局部化疗。卡莫司汀（carmustine，BCNU）、氨甲蝶呤、顺铂、环磷酰胺等药物已经应用这种方法开展治疗。该方法主要不足是：不能控制给药的恒定浓度，药物在周围的脑实质内扩散有限，另外有药物渗漏、感染的危险。动脉内注入化疗药物，如用介入方法行超选给药已研究多年，这种方法主要目的是利用"首关效应"来增加肿瘤局部药物浓度，临床试用过许多药物，最常用的是顺铂和依托泊苷，但疗效不确切，多数试验不能证明其有效，目前尚无随机对照的前瞻性研究，而且需要做脑血管造影，有创伤性，并发症如失明也时有报道。因此，临床上对介入化疗并不推崇。利用增强对流输送（convection-enhanced delivery，CED）药物进行胶质瘤的局部化疗引起

笔记：

广泛关注，CED 是在立体定向下将一根或多根微导管直接植入瘤内或瘤腔周围脑组织，应用恒定正压微量持续输注药物的方法，CED 可使药物在治疗区域内广泛而均一地分布，不受药物分子大小和极性的限制，同时降低了药物对系统的毒副作用。

（3）生物治疗：①病毒基因治疗：将病毒作为载体将具有抗癌效应的基因转至肿瘤细胞内，转基因和宿主DNA 结合或利用宿主细胞复制机制产生基因产物，此产物有杀伤肿瘤的作用。②靶向毒素治疗：毒素与细胞特异性抗体或细胞因子结合被细胞主动转运至细胞内，抑制蛋白质合成最终导致细胞死亡，实现肿瘤的选择性靶向杀伤。③局部免疫治疗：一般认为脑组织是受免疫保护的器官，加上胶质瘤免疫原性低下及自身分泌免疫抑制细胞因子如转化生长因子-β 等，机体的免疫系统往往不能有效杀灭肿瘤细胞，但是有研究利用增强抗肿瘤免疫、提高肿瘤的免疫原性的方法，提高机体免疫系统对肿瘤的杀伤作用。

笔记：

第六篇　复　　查

1. 胶质瘤术后多久需要复查？

一般术后需要进行同步放化疗的患者需在进行同步放化疗之前（术后 1 个月左右）复查 1 次，在结束同步放化疗之后复查 1 次。此后，需要在术后 3~6 个月复查 1 次。如果患者出现病情变化可随时进行复查。

2. 术后复诊有哪些注意事项？

条件允许的情况下，请找主管医生（手术医生）复诊。挂号可采用电话预约、银行卡预约、网上预约及北京协和医院 APP 预约等方式（图 33）。当挂号就诊后，医生会问诊，根据患者的个人情况开具相关检查项目。患者需等待检查结果出来后再次挂号找医生分析疾病康复情况，并确定下一步的治疗方案。

笔记：

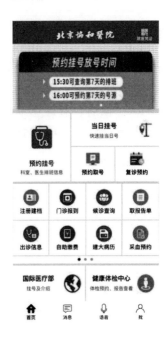

图 33 北京协和医院 APP

3. 什么情况下应该尽快复查？

如果出现剧烈头痛、喷射性呕吐等颅内高压征象，癫痫、失语、感觉或运动障碍应尽快复查。

4. 复查一般包括哪些项目？

复查一般包括身体评估、血液检查和影像学检查。医生会在患者的就诊过程中为患者完成身体评估，包括

笔记：

患者的意识、语言、肢体活动等；血液检查一般为血常规、电解质、肝功能、肾功能以及凝血等；影像学检查一般为 MRI、CT 等。医生会根据患者的情况为安排相关的检查项目。

5. 胶质瘤复查该在哪里拍磁共振？找谁复查比较好？

胶质瘤术后需要严格遵医嘱按时复查。因不同地区医院在仪器设备和医疗水平方面存在一定的差异，为了影像学资料的前后对比更加准确并方便留存资料，建议患者固定在手术医院复查磁共振。另外由于当地医院的医生可能不能够全面了解患者的术前情况、手术方式以及术后相关治疗情况，因此，建议最好到手术所在的医院找做手术的医生就诊复查。

6. 是不是影像学显示有新的增大的强化灶就是复发？

影像学显示有新的增大的强化灶并不一定就是肿瘤的复发。一般来说，胶质瘤术后进行放疗的患者，如影像学显示原手术区域发现新的强化灶，或表现为原来的病灶强化范围扩大，既可能是肿瘤术后复发，也可能是放疗所致的放射性脑损伤。

7. 怎么判断是复发还是放射性坏死？

脑肿瘤复发与放射性坏死具有极其相似的临床症状、体征和常规影像学表现。多数学者认为常规 CT 及

笔记：

MRI 并不能可靠地鉴别脑肿瘤复发和放射性坏死，鉴别诊断有赖于影像学新方法，包括磁共振波谱（MRS）、弥散加权成像（DWI）、灌注加权成像（PWI）、正电子发射计算机断层显像（PET）等。

（1）MRS 是目前唯一能无创性定性定量提供活体内生化信息的方法。MRS 能反映出脑内主要代谢物，如 NAA（N-乙酰天门冬氨酸）、Cho（胆碱）等的水平，为判定胶质瘤术后复发和放射性脑坏死引起的神经元缺失、细胞膜分裂增生或崩解、能量代谢障碍等提供有价值的信息。胶质瘤复发表现为 Cho 波升高、NAA 波降低、Cr 波降低、Cho/Cr 升高、Cho/NAA 升高。放射性坏死表现为：NAA 波降低、Cr 波降低、Cho/Cr 降低。

（2）DWI 是目前唯一能够直接在活体组织上测量水分子扩散运动与成像的方法，可通过 ADC（表观弥散系数）值的测量来定量研究水分子扩散运动的大小，水分子弥散受限的部分 ADC 值低。胶质瘤复发表现为 DWI 高信号、ADC 值低。放射性坏死表现为 DWI 低信号（边缘高信号或者没有高信号）、ADC 值高。

（3）PWI 是反应病变微循环血供状况在确定病灶血液供应是否丰富等方面与病理学所见的符合率比其他检查手段更高。胶质瘤复发时脑血流量会升高，局部组织血流灌注丰富，组织活力高。胶质瘤复发表现为 rCBV（局部脑血容量）>2.6ml/100g。放射性坏死表现为 rCBV < 0.6ml/100g。当 rCBV 在 0.6 ~ 2.6ml/100g 之间时，很

笔记：

难确定是肿瘤进展还是治疗后影像学改变。

（4）PET 能够通过肿瘤组织的代谢变化来反映肿瘤的浸润范围，还有助于鉴别放射性坏死与肿瘤复发。胶质瘤复发表现为伴随着代谢的异常增高，影像上表现为放射性示踪剂的增强信号。放射性坏死表现为伴随着代谢的减低，影像上表现低信号。

8. 胶质瘤复发了该怎么办?

胶质瘤复发或进展是指在治疗过程临床症状恶化，影像学表现为明显肿瘤增大和/或出现新的肿瘤病灶。其中肿瘤的局部复发是最主要的初次复发方式，其他复发方式还有脑脊液播散及远处复发。

随着治疗措施的进步以及对于胶质瘤影像学研究的深入，有关胶质瘤复发的诊断标准逐步清晰，病理学诊断仍是判断复发的金标准。弥漫性低级别胶质瘤如果复发后仍为低级别胶质瘤，治疗方案参照低级别胶质瘤治疗，如果复发后进展为高级别胶质瘤，治疗方案参照复发高级别胶质瘤治疗。复发胶质瘤治疗较为复杂，需要多学科参与，建议采用神经肿瘤多学科团队（MDT）诊疗模式。

9. 胶质瘤复发会升级吗?

无论是低级别还是高级别胶质瘤，术后复发都有病理升级的可能。研究发现从原发灶治愈到复发灶再次被

笔记:

发现时间间隔越短，原发灶的预后越差。病理升级的可能性也就越大。

10. 复发脑胶质瘤的治疗策略？

大多数复发性高级别胶质瘤患者的总生存期不到1年，且很多患者存在严重的肿瘤相关症状和并发症。虽然再次手术、再次放疗及全身性治疗等干预措施可使某些患者获益，但均存在风险和副作用。进一步治疗即使取得成功，也极少能使已经丧失的神经系统功能恢复。无论是否进行后续治疗，作为家属都应向患者提供最大程度的支持治疗，包括在适当时提供姑息治疗和临终关怀。

（1）局部治疗：

●再次手术：一般认为如肿瘤出现明显占位效应且一般，可考虑外科手术治疗，且状态良好的患者手术切除可以进一步明确复发后肿瘤病理学及分子病理学诊断，缓解占位效应，利于后续化疗及和/或再次放疗的进行，减少糖皮质激素的应用，延长患者的生存期。但是并不能持久地控制肿瘤，后续通常要做进一步全身性治疗。

●再次放疗：现代高精度放疗（如立体定向分割放疗）对于复发病灶较小的病例而言，可以作为治疗的选择方案。

（2）全身性治疗：包括化学治疗和靶向治疗。对于

笔记：

在第 1 次治疗过程中没有进行化疗的复发胶质瘤患者,可以采用替莫唑胺(TMZ)同步放化疗及辅助化疗方案。一般认为,间变性星形细胞瘤、间变性少突胶质细胞瘤、间变性少突星形胶质细胞瘤较胶质母细胞瘤会有较好的药物反应。

对于已经接受了放射治疗却病情仍有进展的间变性少突胶质细胞瘤患者,推荐 PCV(甲基苄肼、洛莫司汀和长春新碱)化疗,无法进行 PCV 化疗者,推荐使用 TMZ 进行化疗。在接受放射治疗和 TMZ 治疗均失败后,目前尚没有公认的有效化疗方案。可推荐的方案包括 TMZ 剂量密度方案、联合治疗方案和抗血管内皮生长因子。

(3)复发胶质瘤其他治疗:包括肿瘤治疗电场治疗、生物治疗(如免疫治疗等)、试验性治疗(新型治疗的临床试验)、康复治疗、姑息治疗(安宁疗护)。

11. 复发了什么情况下能手术?

一般情况下,一般认为下列条件可以作为复发胶质瘤选择手术治疗的参考:肿瘤位于非功能区的患者,肿瘤体积适中,界限清楚可全切或近全切,复发距初次手术间隔时间不宜过短(复发时间过早说明肿瘤的恶性表型较强,对于现有各种治疗反应差)。再次手术时应在保障神经功能状态前提下,尽量做到复发肿瘤最大程度切除,以获得较好的效果。为提高病灶的切除率,可在

笔记:

术中使用影像引导显微外科技术及术中荧光引导显微外科技术等方法。对于再次手术的患者，术后进行后续化疗较单纯手术在总生存时间上更为获益。

12. 复发了还能放疗吗?

胶质瘤复发与放疗后的假性进展较难识别，所以对原位复发病灶再程放疗建议距离上次放疗时间 6 ~ 12 个月以上，以排除假性进展的可能。对于复发高级别胶质瘤进行再次放疗建议：对于复发病灶在初次放疗范围之外是较为安全的；对于复发病灶在初次放疗范围之内需要满足距离初次放疗时间 6 ~ 12 个月以上，且复发患者病灶较小且 KPS 评分（Karnofsky 体能状态评分）较高，选择常规或短疗程大分割的方案，与初次放疗剂量累计 ≤100Gy（换算为 2Gy/次）。对于部分复发病例，在应用贝伐珠单抗过程中进行再次放疗后能够延长患者复发后总生存时间及复发后疾病无进展时间。

13. 复发后该怎样调整化疗方案?

对于在第 1 次治疗过程中没有进行化疗的复发高级别胶质瘤患者，可以采用 TMZ 同步放化疗及辅助化疗方案（STUPP 方案）。一般认为，间变性星形细胞瘤、间变性少突胶质细胞瘤、间变性少突星形胶质细胞瘤与胶质母细胞瘤相比会有较好的药物反应。对于已经接受了放射治疗却病情仍有进展的间变性少突胶质细胞瘤患

笔记：

者，推荐 PCV 化疗，无法进行 PCV 化疗者，推荐使用 TMZ 进行化疗。在接受放射治疗和 TMZ 治疗均失败后，目前尚没有公认的有效化疗方案。可推荐的方案包括：①TMZ 剂量密度方案。②联合治疗方案（如 PCV 方案：铂类为基础的方案，TMZ 为基础的方案等）。③抗血管内皮生长因子治疗：推荐 VEGF 为靶标的分子靶向药物贝伐珠单抗（bevacizumab）。

除了单一用药外，多数学者推荐贝伐珠单抗与其他药物（CCNU、BCUN，TMZ、卡铂等）联合应用。相比单药治疗（贝伐珠单抗或洛莫司汀）贝伐珠单抗联合洛莫司汀能够明显提高患者 9 个月总生存率。

14. 复发后贝伐珠单抗能用吗？该怎么用？

贝伐珠单抗的作用机制为破坏肿瘤组织内的新生血管，降低因肿瘤血管快速增殖导致的肿瘤侵袭，并可以使已生成的肿瘤血管内皮细胞增殖，增加了血管内皮细胞密度，降低了血管的通透性，抑制肿瘤细胞向血管周围组织侵袭能力。所以复发后是可以使用贝伐珠单抗的。治疗方案包括贝伐珠单抗单药治疗、贝伐珠单抗联合治疗（替莫唑胺、伊立替康、厄洛替尼、依托泊苷、卡铂等）。

笔记：

第七篇　其他治疗

1. 什么是电场治疗？原理是什么？

肿瘤治疗电场（TTF）是一种通过便携式、无创的医疗器械实施的疗法，其原理是通过低强度、中频交流电场，作用于增殖癌细胞的微管蛋白，抑制肿瘤细胞有丝分裂发挥抗肿瘤作用的治疗方法。目前研究显示电场治疗安全且有效，推荐用于新发胶质母细胞瘤（GBM）（1 级证据）和复发高级别脑胶质瘤的治疗（2 级证据）。

2. 电场治疗目前在国内外的临床地位是怎样的？适用于哪类患者？

电场治疗已被美国食品药品监督管理局（FDA）用于诊断复发 GBM 患者和新发 GBM 患者，并且已被写进NCCN（美国国家综合癌症网络）指南。目前电场治疗也被作为胶质瘤的治疗方案之一写进由中国国家卫生健康委员会发布的中国《2018 版的胶质瘤诊断治疗指南》中。

3. 什么时候适合开始电场治疗？要持续多久？

电场治疗适宜在胶质瘤手术后 +6 周期标准同步放化疗后的 4~7 周内开始。EF-14 研究发现每天使用 TTF治疗 >18 小时的患者，其生存期明显高于 <18 小时的患者。持续使用电场治疗会更加有效。如果需要社交活动，可以短时间不戴，但最好还是每个月戴足 75% 的时间，这样才能保证治疗效果。在完成至少整 4 周的治疗

笔记：

以获得对治疗的最佳反应之前，请勿停止使用。研究已证实佩戴时间越长，对肿瘤的控制越好，生存率越高。

4. 电场治疗常见的副作用有哪些？该怎么处理？

与传统化疗比较，加用 TTF 治疗不增加全身不良事件的发生率（44% vs 48%，$P = 0.58$）。EF-14 研究中，试验组和对照组之间的不良事件发生率相似，3、4 级血液学毒性发生率分别为 12% 和 9%，胃肠道不良反应发生率分别为 5% 和 2%，抽搐发生率均为 7%。唯一值得注意的是使用 TMZ 联合 TTF 治疗的患者局部皮肤不良事件的发生率较高，主要表现为电极片与皮肤长时间接触引起的局部皮肤反应，包括皮炎、糜烂、感染、溃疡等（图 34）。

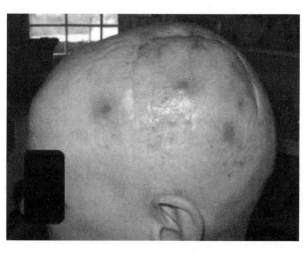

图 34　头部皮肤不良反应

笔记：

5. 电场治疗皮肤不良反应该怎么处理?

皮肤不良反应的处理分为预防和治疗两部分。

预防措施主要包括:①患者的健康教育:患者剃头后可使用刺激性小的洗发水洗头以除去皮脂,并在粘贴及撕下电极前后洗手并清洁头皮,规律更换电极的粘贴位置以防与皮肤发生粘连,检查粘连位置皮肤有无红肿等。更换电极的频率具体取决于头发生长速度及出汗量等因素。②正确的备皮:备皮对于保证电极与皮肤的良好接触是至关重要的,它可以降低皮肤刺激的风险以及使 TTF 更好发挥作用。③感染预防:电极采用了无菌包装以降低感染风险。④避免电极接触及粘贴术后瘢痕区域。

电场治疗皮肤不良反应的处理

副作用	皮炎	糜烂	感染	溃疡
1级	高效局部皮质类固醇软膏(如丙酸倍氯米松)	局部用抗生素(如莫匹罗星、多黏菌素 B/杆菌肽软膏等)	培养然后用适当的局部抗生素治疗	开裂区域需要局部使用抗生素
	2 周后重新评估(医护人员或者患者自己);如果反应恶化或未改善,请转而参考下一等级的指南措施			

笔记:

续表

副作用	皮炎	糜烂	感染	溃疡
2级	高效局部皮质类固醇软膏	局部或口服抗生素	培养然后用适当的局部抗生素治疗	局部或口服抗生素
	避免受影响区域直接接触瓷盘面或黏性绷带			
	2周后重新评估；不良反应恢复至1级时可考虑重新TTF			
3级	治疗间断，考虑皮肤科咨询	治疗间断，考虑皮肤科咨询	皮肤培养，口服抗生素，考虑治疗间断直至恢复至1级；考虑皮肤科咨询	治疗间断，考虑皮肤科咨询

　　治疗措施主要包括药物治疗和暂停TTF治疗。药物治疗主要包括局部皮质类固醇软膏的应用和局部抗生素的应用。如果局部发生皮炎症状，推荐局部应用糖皮质激素（0.05%倍他米松或0.05%氯倍他索）。由于药膏中包含脂质成分，所以存留在皮肤上的药膏残留物务必清洁干净，否则将影响电极与皮肤的接触，从而影响了TTF发挥作用。当上皮屏障被破坏时（糜烂）或已出现感染表现，推荐应用抗生素。抗生素的选择根据头皮菌群种类而定，多选用莫匹罗星软膏、多黏菌素B软膏等。在应用抗生素之前，推荐进行皮肤细菌培养+药敏试验，以便明确感染细菌的种类及针对性选择抗生素。

笔记：

抗生素软膏至少在皮肤上作用 15～30 分钟，再将其清除干净。对于难治的重度皮肤不良反应，推荐暂停 TTF 治疗和进行局部药物治疗。有研究发现暂停 2～7 天的 TTF 治疗通常可治愈皮肤不良反应，这与表皮细胞的更新率相一致。

6. 电场治疗效果如何？怎样才能最大程度地发挥电场治疗效果？

临床研究表明：TTF 联合替莫唑胺（TMZ）治疗新诊断 GBM 的疗效明显优于 TMZ 单用。制约 TTF 治疗效果的最重要原因是患者的依从性。与化疗不同，TTF 治疗主要是物理方式，因此没有相应的半衰期，一旦 TTF 治疗停止，则其效应也终止了。因此，TTF 治疗需要患者具有绝对的依从性。患者的生存获益随着依从性的提高而增加，当依从性大于 90%（即每天佩戴时间大于 22 小时）时，总生存期高达 24.9 个月，5 年生存率接近 30%。为了实质性逆转肿瘤生长，至少连续 4 周应用 TTF 治疗是有必要的。此外，多项临床试验研究发现 TTF 治疗的最主要不良反应是皮肤不良反应，这也是降低患者依从性的主要原因。因此，加强预防、对症处理及降低发生率也是提高患者依从性的重中之重。

7. 现在哪里能买到电场设备？流程和价格如何？

内地尚未批准任何厂家的电场治疗设备。目前境外

笔记：

已有经美国 FDA 批准的肿瘤电场治疗产品，已在美国、欧洲、日本以及中国香港等地区上市用于胶质母细胞瘤的治疗，同时其他多项应用于实体肿瘤适应证的临床试验也在同步进行中。目前国家药品监督管理局已经受理了肿瘤电场治疗（tumor treating fields，简称 TTF，商品名 Optune）用于胶质母细胞瘤。国产化的电场治疗设备正在加紧研发。

根据《NEURO-ONCOLOGY》杂志的报道，进行 TTF 治疗患者的预期花费大约在 20000 美元/月，远高于传统放化疗的费用。

8. 胶质瘤细胞对于电场治疗是否存在抵抗性？

理论上，TTF 治疗的抵抗性发生率要低于标准化疗。胶质母细胞瘤的多药耐药性是长期化疗后的常见现象，化疗药物发挥作用受限也与血脑屏障有关，而这些在 TTF 治疗中是不存在的。但是接受 TTF 治疗的患者会出现明显的放射学反应，仅小部分放射学反应提示肿瘤细胞出现抗性。胶质母细胞瘤对 TTF 治疗产生抗性的可能机制是细胞体积的改变。研究发现 TTF 的最佳频率与细胞体积呈反比，可以通过降低 TTF 频率来逆转肿瘤细胞抗性，而 TTF 治疗的频率是否需要调整可通过影像学复查甚至重新活检来评估。此外，TTF 治疗已被证实可以诱导肿瘤细胞发生变异，所以 TTF 抗性的发生也可能是肿瘤细胞染色体修复机制变异的结果。

笔记：

9. 哪些患者不适合进行电场治疗？

尽管 TTF 治疗的全身不良反应有限，但有些特定人群是不适合 TTF 治疗的。如果体内存在植入式医疗设备（起搏器、除颤器、深部脑刺激器、脊髓刺激器、迷走神经刺激器和可编程分流器等）、脑修补颅骨缺损或子弹碎片，请勿使用。此两类仪器一起使用还未经过测试，并且可能导致植入设备出现故障、组织损伤或使用设备失效。另外，任何对 TTF 换能器电极上的水凝胶过敏的患者禁用 TTF 治疗。此外，目前尚不清楚电场治疗在怀孕期间是否安全有效。依从性差的患者也不能接受 TTF 治疗。

10. 电场治疗如何进行？装置什么样？如何操作？

电场治疗设备是利用黏性贴片将能够保持绝缘的换能器阵列戴在头上，由电场发生器产生电场，穿透头皮，进入大脑治疗肿瘤，利用特定电场频率干扰细胞分裂，可抑制肿瘤增长并使受电场影响的癌细胞死亡。

电场治疗一次可使用 4 个换能器阵列（图 35）。有两种不同颜色的换能器阵列，一种为白色连接端，另一种为黑色连接端。每次更换时需要两个白色连接端的换能器阵列和两个黑色连接端的换能器阵列。换能器阵列为一次性使用，每周至少更换两次，头发生长会妨碍换能器阵列和头皮的良好接触。每次使用新换能器阵列时，请重新刮净头皮。

笔记：

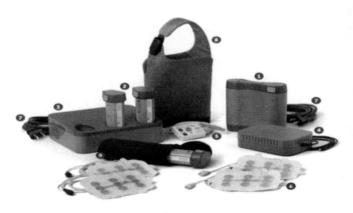

图 35　Optune®电场治疗设备套件

①电场发生器（设备）。②便捷式电池。③便捷式电池充电器。④插入电源。⑤连接电缆和接线盒（CAD）。⑥换能器阵列。⑦电源线。⑧肩包和肩带。⑨便捷式电池盒

在佩戴设备时建议在专业人员指导下进行。如果医生同意患者在家里使用，也可在家庭成员帮助下佩戴，具体佩戴的操作流程如下：

（1）如首次使用，先刮净整个头皮的毛发，请勿留下任何发茬。用浓度 70% 的酒精擦拭头皮，如头皮出现副作用，可在医生指导下涂抹药膏，等待至少 15 分钟，再次用浓度 70% 的酒精擦拭头皮，在头皮干燥后使用换能器阵列。如需更换换能器阵列，应用婴儿润肤油擦拭皮肤，以清除其他换能器的旧黏合剂，然后按照首次使用方式进行。（图 36、图 37）

笔记：

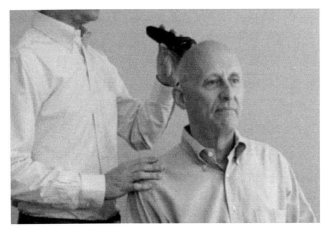

图 36 备皮

（2）轻轻拉开封套边，打开 4 个换能器阵列的封套。

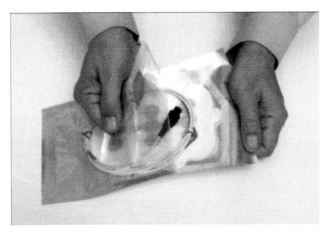

图 37 从包装中取出换能器阵列

笔记：

（3）将换能器阵列置于头部。请注意：两个黑色阵列放置在头部的前部和后部，而两个白色阵列放置在头部两侧。首次使用时，根据医生给出的示意图在第一个换能器上剥离覆盖凝胶的白色层后贴在头部相应位置。以相同的方式放置其他 3 个换能器阵列。拉出换能器阵列每侧的卡舌，然后将其紧紧压在头皮上，将换能器阵列交代的所有边按压到头皮上。（图 38）

（4）将带有两个黑色和两个白色连接端的换能器阵列连接器分别连接到连接电缆上对应匹配的两个黑色插座（一个贴有"P1"标签，一个贴有"N1"标签）和两个白色插座（一个贴有"P2"标签，一个贴有"N2"标签）。用力按压，确保连接端完全推入。（图 39，图 40）

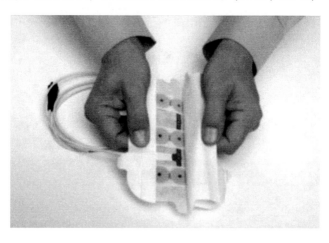

图 38　剥离换能器覆盖凝胶

笔记：

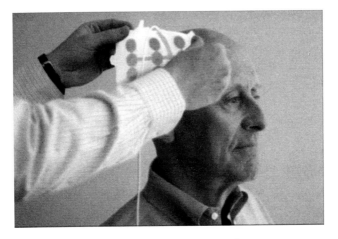

图 39 将换能器阵列置于头部

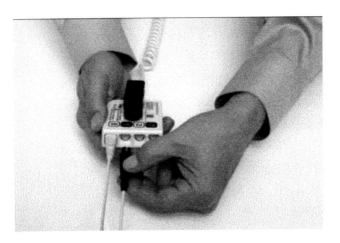

图 40 将换能器连接至设备

笔记：

（5）使用后的换能器阵列要通过专业部门正确弃置，不要将其扔入垃圾桶中。

11. 中医在胶质瘤患者的治疗和康复中有什么作用?

随着新的胶质瘤相关基因及信号通路的发现，中药有效成分针对胶质瘤的治疗也进行了一定程度的研究，并且为中药在抗胶质细胞肿瘤治疗上提供了更多的理论依据。目前中药活性成分对胶质瘤的治疗主要体现在以下几个方面：影响肿瘤细胞周期；调节肿瘤细胞凋亡基因及相关蛋白；调节细胞信号通路；抑制肿瘤细胞的增殖、迁移和侵袭及肿瘤组织血管生成；调节机体免疫能力。

胶质瘤分级Ⅱ级以下（包括Ⅱ级）者术后可酌情行中药治疗，目的在于预防复发或改善临床症状，无临床症状或患者不接受中药治疗者不予勉强。世界卫生组织分级Ⅱ、Ⅲ级以上者首先考虑手术切除局部病灶，术后在放疗或化疗的同时配合中药治疗，以改善临床症状，延缓肿瘤复发，同时固本扶正、减轻放化疗的毒副作用，提高人体免疫力，调节免疫功能。对于部分失去手术机会的脑胶质瘤患者可尝试中药治疗。

近年针对中药有效成分进行了较多的研究，中药具有多途径、多靶点、多效性和副作用少等特点，具有良好的应用前景。目前中药应用纳米脂质体等技术增加中药的血脑屏障透过率，从而达到脑内药物有效浓度，已

笔记：

成为中药体内研究的热点。同时，随着胶质瘤个体化治疗的趋势，中药有效成分多种治疗靶点如何有效结合利用，发挥药物协同作用，降低副作用，还值得进一步的研究。

12. 什么是生酮饮食？

生酮饮食（ketogenic diet，KD）是指由高脂肪、适量蛋白质和低碳水化合物所组成的一种特殊膳食。

13. 生酮饮食对胶质瘤治疗和康复有用吗？

在正常进食情况下，脑部能量主要由葡萄糖供给，而生酮饮食（KD）将机体的主要代谢能源从利用葡萄糖转变为利用脂肪，以脂肪取代碳水化合物作为主要供能物质，通过肝脏代谢产生酮体，诱导机体发生生理性酮血症。越来越多的证据表明，当酮体作为主要能量来源时，正常细胞能够获得足够其生存的能量，而肿瘤细胞因无法利用酮体而使其自身生长代谢受到抑制。一些报告和临床前研究结果显示，KD 可有效改善儿童和成人恶性脑瘤患者总体存活率和生活质量。KD 作为胶质瘤治疗的辅助手段之一，通过产生大量酮体作为葡萄糖的替代能量，改变了肿瘤患者体内的能量代谢方式，具有安全性及有效性。通过多项长期临床试验的检验，提供了肿瘤治疗的新方法。然而，KD 疗法需要患者在医生和营养师的指导下进行严格的饮食控制，这种严格、

笔记：

持续的饮食改变以及身体对酮代谢的适应过程（如酮症所导致的持续性的低血糖）有可能使患者难以耐受，影响 KD 的疗效。因此，KD 疗法用于肿瘤患者的治疗中应遵循个性化的 KD 治疗原则，在对抗肿瘤细胞的同时，将 KD 疗法对机体造成的不良作用降至最低。这需要临床医生加强与临床药师、营养师之间的合作，共同为脑胶质瘤患者研究制定个性化的 KD 治疗方案。目前，国内将 KD 应用于脑胶质瘤的临床治疗研究相对较少，具有广阔的应用前景，如对于复发高级别脑胶质瘤患者，尚可尝试应用 KD 结合挽救性化疗，延长肿瘤患者的生存时间。

14. 什么是靶向治疗？

靶向治疗主要是针对已经明确的肿瘤细胞致癌位点，从基因到蛋白分子水平，从而诱发肿瘤细胞的特异性死亡。靶向治疗后的细胞反应可以引起或不引起相应的机体抗肿瘤免疫反应。

15. 什么是免疫治疗？

免疫治疗是应用免疫学原理和方法，提高肿瘤细胞的免疫原性和对效应细胞杀伤的敏感性，激发和增强机体抗肿瘤免疫应答，并应用免疫细胞和效应分子输注宿主体内，协同机体免疫系统杀伤肿瘤、抑制肿瘤生长。脑胶质瘤免疫治疗已经成为一种极具潜力的治疗方式。

笔记：

16. 脑瘤干细胞研究进展?

胶质瘤干细胞（GSC）的特征维持和功能发挥与其所处的微环境密切相关。目前认为胶质瘤复发主要是由GSC引起，分离的胶质瘤干细胞亚群（GSCs）表现出耐受化疗与放疗的特性，表达高水平的干细胞细胞标志物，且具有高度侵袭性。现有研究表明，与GSCs发生发展密切相关的微环境主要有两种，即缺氧微环境和血管周围微环境。

缺氧微环境诱导GSC的生存。缺氧促进GSCs自我更新、增殖以及致瘤性，并诱导非GSC获取干细胞特性。缺氧刺激缺氧诱导因子（HIF）家族的表达，导致促血管生长因子的产生。因此，针对缺氧微环境的治疗主要靶点是HIF家族。主要是HIF-1α和HIF-2α分子。通过干涉HIF分子对缺氧微环境的作用，从而抑制缺氧对胶质瘤发生发展的促进作用。

胶质瘤血管微环境有助于GSC维持特性，血管的生成对于肿瘤的发生发展至关重要。GBM能通过增殖内皮细胞（EC）促进微血管增生，通过分泌血管内皮生长因（VEGF）诱导EC迁移和血管生成，进而促进肿瘤发生。目前，通过抑制血管生成、靶向血管微环境的疗法被认为是一种比较有应用前景的治疗方法。其主要是通过减少血管生成直接阻断血液营养物质向肿瘤组织的输送。

笔记：

17. 脑胶质瘤的基因组学与蛋白组学研究有什么进展？

胶质瘤组织主要由 DNA 复制、转录、翻译及其修饰形成的各种蛋白组成，蛋白质的表达变化能够在一定程度上反映胶质瘤的病理变化，可以从中选出其相应的蛋白标志物进行疾病诊断和靶点治疗。在胶质瘤鉴别分类方面，一项研究表明一些蛋白的表达仅存在于低级别胶质瘤中，在高级别中不表达。按患者平均生存时间长短分为两组（生存期分别为小于 15 个月和大于 90 个月），两组的蛋白表达具有明显差异。此外，一些研究者按胶质瘤信号转导通路相关蛋白的表达差异将其分为 3 个亚型，即表皮生长因子受体（EGFR）激活型、血小板衍生长因子受体（PDGFR）激活型和 Ras 调节因子 NFI 失活型。这种按信号通路划分的方法有利于理解 GBM 的发病机制、生物学行为及选择最佳的治疗决策。在实验室和临床干预方面，出现了一些针对特异蛋白及其相应基因的治疗。如运用液质联用（LC-MS）发现一种特殊蛋白——WHSCl。另外，多数胶质瘤蛋白质组学和基因芯片研究都能发现肿瘤血管内皮生长因子（VEGF）表达上调，将胶质瘤组织中的血管与正常脑组织内血管通过显微方式取出。经酶切成多肽，比较二者的多肽谱，在胶质瘤血管中发现 4 种蛋白，其中两种蛋白为纤维蛋白和热休克蛋白 47，而正常组织内血管不表达。因此，针对 VEGF 的高表达，不少临床中心使用抗

笔记：

血管生成药物（如贝伐珠单抗）同时结合细胞毒药物的生物疗法治疗恶性胶质瘤，并且取得了可喜的结果，降低了肿瘤负荷，提高了患者生存时间。但这些结果的确切疗效及更优化的抗血管生成治疗方案还需要进一步研究。

　　基因组学中的关键是基因芯片技术，它的测序原理是根据杂交测序方法，即通过与一组已知序列的核酸探针杂交进行核酸序列测定，其最大的优点在于高通量性，能同时对大量的遗传信息进行高效、快速的检测分析。在胶质瘤鉴别分类方面，研究者利用基因芯片能够特异性区分差异基因能够特异性区分原发性和复发性胶质瘤。另外，同一类型胶质瘤中，高级别与低级别的基因表达谱也存在明显差异。另一项研究表明按基因表达谱将高级别胶质瘤依其 35 个特异性基因分为 3 类，分别为神经型、增殖型和间质型，其平均生存期分别为 174.5 周、60.5 周和 65 周。在应用方面，研究者通过胶质瘤患者的差异基因表达谱筛选出 168 个特异基因，用于诊断前期保存的 50 例恶性胶质瘤标本，结果显示良好，其吻合率达 95%，95% 置信区间为 89.4%~100%，此结果显示了这种分子诊断系统在胶质瘤诊断方面优于病理形态学的应用价值，具有客观性、全面性和精确性的特点，并且能够实现对患者的个体化治疗，故有着广泛的应用前景。

笔记：

第八篇　其他信息及安宁疗护

1. 如何与医生有效沟通？

有效沟通要求所传递的信息是清晰、简明、正确、完整。医生要在门诊、病房、手术室、科研室等多个地点开展工作，工作内容极为繁重。因此，大部分医生会在有限的时间内通过简明而确切的表述进行沟通。

患者和家属想要达到高效的沟通，可以提前做些准备工作：①做好准备工作：和医务人员沟通前，清楚自己沟通的目的；目前的疑惑；想要解决的问题；尽量让自己的表达清晰易懂。②当医务人员向你告知某项事情时，不要盲目打断。如有疑问，可在医务人员的告知结束后进行。③听比说更重要，要想达到高效的沟通，谈话过程中把更多谈话的时间留给医务人员。④沟通过程中，患者和家属都要保持注意力集中，避免错过重要信息。

患者可能会有很多疑惑，可以先询问家属是否听懂。如果患者和家属都不明白，可以跟医生进行商议，选择一个适宜地场合、时间进行详细的解释说明，这样双方都能听懂。

2. 有哪些相关的医保、福利政策？

主要包含两大类，即基本医疗保险和商业医疗保险。其中，商业医疗保险通过自行购买获得，当发生医疗费用需要理赔时，请拨打保险公司电话进行咨询。基

笔记：

本医疗保险属于国家建立的社会保险制度，分为城镇职工基本医疗保险、城镇居民基本医疗保险和新型农村合作医疗3种。患者在门诊就诊或办理入院时，首先要确认自己的基本医疗保险类型与医院系统里显示的一致，这样医院会按照正确的报销比例结算。因基本医疗保险实行分地区统筹，不同地区的报销比例、范围、方式均不相同，当患者产生疑问时，应在当地社保部门进行咨询。

3. 有哪些筹款手段？

当家庭需要经济援助时，可以考虑用募款的形式获得帮助。首先梳理自己的社会关系和资源，那些认识自己的人，例如同事、同学、邻居、亲友，是最有可能提供援助的对象。还可以通过联系工作单位、学校、社区（如居委会、村委会），请相关人员帮忙组织募捐，或者使用互联网工具发布信息，传递求助信息。还可以关注地方性报纸、广播、电视是否有相关救助类栏目，联系记者询问能否被报道，使更多有善心的大众帮助到自己。除此之外，随着互联网的发展，有很多筹款平台出现，患者家庭可以搜索"医疗筹款""大病筹款"等关键词，选择产品设计合理、服务好的筹款平台网站，进行经济援助。

无论采用何种方式发布募款信息，都要确保信息完整、真实，最好将自己目前的困难描述清楚，让潜在捐

笔记：

赠者感到可信和被需要，才更可能得到更多经济援助。也可以联系社工师、公益组织、募款平台服务人员，他们能够提供相关指导。

4. 有哪些相关的公益组织？

高级别胶质瘤是一种恶性程度高、可能损害患者认知功能的肿瘤。让患者在意识清醒时表达自己愿望，对于减少治疗路上家属的纠结非常重要，也是对患者选择权的尊重。北京生前预嘱推广协会（Beijing Living Will Promotion Association，简称 LWPA）是在创办于 2006 年的"选择与尊严"（Choice and Dignity）公益网站的基础上，于 2013 年 6 月 25 日成立的公益组织，致力于生前预嘱的推广以及倡导高质量的缓和医疗。患者和家属可以登录官方网站 http：//www.lwpa.org.cn/Index.shtml，在"教育中心"里获得相关介绍和课程。

上海手牵手生命关爱发展中心成立于 2008 年，是国家 4A 级社会组织。作为中国临终关怀领域的先锋探索者和非营利支持性组织，通过体验馆、互助会、协调模式等方式改善癌症重症家庭生命品质，提升应对死亡哀伤的能力，推动临终关怀服务的实践行动。

5. 有哪些获取最新信息的渠道？

通过正规医疗机构及专科医生是患者获得医疗信息最可靠的渠道。患者可以通过搜索医院专科声誉排行

笔记：

榜、询问其他患友或挂号处工作人员等方式，了解胶质瘤领域的专家姓名及出诊时间。当开始治疗后，与自己的主管医生、住院期间的病房护士保持良好关系，这些专业领域的医护人员是最可靠的信息来源。此外，一些正规的医疗类网站，相关领域的公众号定期推出相关的文章及信息，可以作为补充。但不要轻信互联网上一些来源不清楚或非专科医生或病友提供的信息，这些信息的准确性难以保证，并可能有商业诉求，可能造成钱财损失、耽误治疗。

如果患者和家属想深入了解专业及前沿信息，可以参阅相关诊疗指南和专家共识，例如中国脑胶质瘤协作组撰写的指南，或美国国立综合癌症网络每年更新的NCCN 指南（胶质瘤属于 Central Nervous System Cancers）。此外，可以关注一些胶质瘤领域的微信公众号，如"神外前沿""神外资讯"等。

6. 什么是安宁疗护/临终关怀？

2016 年世界卫生组织将安宁疗护定义为通过早期识别、积极评估、治疗疼痛和其他不适症状，包括躯体、心理和精神方面的问题，来预防和缓解身心痛苦，从而提高患有不可治愈疾病的患者及家属的生活质量的一种有效方式。

临终关怀是指患者预期寿命 <6 个月时，采取的缓解症状、减少痛苦的医疗护理服务（图41）。

笔记：

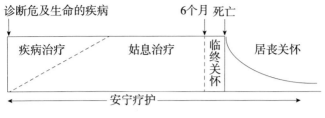

图 41 安宁疗护

7. 安宁疗护的意义及目的？

现代安宁疗护发起人西西里·桑德斯女士说过"你是重要的，因为你是你！即使活到最后一刻，你仍然是那么重要！我们会尽一切努力，帮助你安然逝去；但也会尽一切努力，让你好好活到最后一刻！"

安宁疗护是为末期病患及家属提供专业团队服务，经由完整的身、心、灵之关怀与医疗，减轻末期病患的身体疼痛、禁忌证及心理压力，对病患及家属提供心灵扶持，辅导其接受临终事实，陪伴病患安详走完人生最后一程，协助家属面对病患死亡，达到生死两相安的境界。

8. 安宁疗护应该什么时候开始？

从积极治疗到缓和医疗的转折点是不清晰的。对于癌症患者，采用诸如姑息行为功能评分和姑息预后指数等辅助工具，预后也很难判断。通常的趋势是高估预后

笔记：

从而低估了缓和医疗计划。脑肿瘤不同于其他癌症或者非癌性疾病。大脑是支配人体各项活动的司令部，随着疾病的进展，患者可能出现意识不清、肢体活动障碍加重，不能清楚表达自己的意愿。这时候再去进行安宁疗护，对于患者和家属，很多心愿是无法实现的。因此建议得知疾病开始进行安宁疗护。安宁疗护不是放任不管，而是以一种更为科学合理的方式与患者和家属一起面对已知预后不佳的晚期疾病，是意义甚微的抢救和不作为的放弃之外的第三种更为理性的选择。安宁疗护是对生命的尊重。帮助患者尽可能地在安详、尊严、无痛苦的状态下享受生活。

9. 什么是安宁疗护的核心哲理？

赵可式博士提出安宁疗护的核心哲理——"三三四四"。"三善"，即帮助患者善终、家属善别、活着的人善生；"三平安"，即让患者身体、心理、社会灵性得到平安；"四全照顾"，即对患者做到全人、全家、全队、全程的照顾；"四道人生"，即引导患者和家属之间进行道歉、道谢、道爱、道别。

10. 安宁疗护包括哪些内容？

（1）身体照护：疼痛和其他不适症状的管理是安宁疗护的基础，同时可以提升心理、社会和精神状态。身体照护需要由多学科团队对患者的病情、疼痛、其他症

笔记：

状、治疗方式和副作用，以及现有功能状态进行持续全面评估，利用循证最佳证据，制定最合理的照护计划，包括药物治疗、行为治疗以及补充性干预等。

（2）文化和持续照护：制定照护计划时应尊重患者及家属的文化特点及需求。

（3）心理和精神照护：心理精神照护注重心理关怀和精神诊断相结合。基本要素是在评估、诊断、治疗方式的选择，以及患者死亡后的居丧过程中要充分与患者及家属沟通，尊重他们的照护目标。

（4）社会方面的照护：主要是由多学科团队与患者及其家属来共同发挥作用，提供社会支持。

（5）心灵、信仰和存在方面的照护：包括灵性的定义，多学科团队对患者及其家属精神方面问题的评估、工作人员共同协作提供心理关怀。灵性照顾不是心理或者精神方面的治疗，一般指心灵归属感，感受生命的意义完整性，宗教仪式的完整等。

（6）临终患者的照护：强调对临终患者濒死征象的识别，与患者、家属以及所有照护者进行有效沟通，尊重患者及家属的价值观、选择、精神及文化，及时对治疗进行调整，使患者安静地、有尊严地死亡，并对其家属提供居丧支持。

（7）道德、法律和宗教方面的照护：主要包括生前预嘱、伦理以及法律 3 个方面的照护。

笔记：

11. 患者和家属之间如何沟通病情？

可以分为两种：

（1）患者和家属之间能够进行良好的沟通且均知道病情及进展。沟通的重点在于治疗方案的选择及治疗方向。生活安排需充分尊重患者的选择，遇有分歧时需调整心态，循序渐进地沟通。

（2）患者向家属保密或家属对患者保密，采取回避式的沟通方式。家属是患者最亲的人，通过日常生活，了解患者的心理承受能力、知识水平、表情及心理变化。当患者主动提出想了解自己所患疾病时，可先请患者自己说说关于疾病他已经知道的内容。了解患者想知道关于疾病的内容是疾病名称、治疗方案、费用、需要的检查还是预后等。家属在充分评估患者的心理承受能力、精神状态后，根据对患者的了解，选择适宜的环境场合，如实告知患者自己想知道的内容，并关注患者的变化，要陪伴患者并给予支持，不必强加给患者信息。告知前也可先给患者一些心理准备，比如说，恐怕有一些不好的事情要告诉你。告知实情时可分小段告知，全盘托出不容易让患者接受。当患者出现沉默，家属可以停下来，倾听患者的感受。如果涉及专业的疾病治疗，家属可与医生进行充分的沟通，不可猜测，以免影响患者对疾病的判断。

笔记：

12. 心理和家庭关系对胶质瘤患者预后的影响？

癌症是一个家庭事件，除了给患者带来巨大的心理压力及身体痛苦，对于一个家庭也是一个负性事件。它常常改变着整个家庭生活、计划、经济及社会损失。家庭支持系统直接关系到患者的心理及疾病预后。

肿瘤患者常出现的心理分期：

（1）否认期：明确诊断后，患者表现为不言不语、知觉淡漠、眼神呆滞甚至出现晕厥。继之极力否认，希望诊断有误，要求复查，甚至辗转多家医院就诊、咨询，企图否定诊断。这是患者面对疾病应激所产生的保护性心理反应，但持续时间长易导致延误治疗。这时期最好的照护是以非语言的陪伴，协助满足其生理需要，给予患者安全感。允许其有一定时间接受现实。不阻止其发泄情绪，但要小心预防意外事件的发生。

（2）愤怒期：当患者不得不承认自己患癌后，随之表现出恐慌、哭泣、愤怒、悲哀、烦躁、不满的情绪。部分患者为了发泄内心的痛苦而拒绝治疗或迁怒于家人和医护人员，甚至出现冲动性行为。此期虽属适应性心理反应，但若长期存在，将导致心理障碍。此时家属应充分理解患者的状态，并请医生或其他患者分享成功治疗的经验，教育和引导患者正视现实。

（3）协议期：此时期的患者求生欲最强，会祈求奇迹出现。经过了否认和愤怒期后变得容易接受他人的劝

笔记：

慰，有良好的遵医行为。因此，家属应加强自己的家庭和患者的心理建设，增强治疗的信心，减少"病急乱投医"的不良后果。

（4）抑郁期：此阶段患者虽对周围的人、事、物不再关心，但对自己的病情仍很注意。此时家人应多陪伴患者，加强患者与医生的交流，鼓励其发泄情绪，减轻心理压力，同时也要预防意外事件发生。

（5）接受期：有些患者经过激烈的内心挣扎，经过了上述 4 个时期后，能正确认识患病现实，心境变得平和，通常不愿多说话。在此期间，家人的陪伴和尊重十分重要，应充分尊重患者，尽量帮助患者满足需求。

肿瘤患者和家人在治疗的征途上，都需要彼此的理解、扶持、包容和爱。心与心地贴近甚至比一剂良药更能带给病中的他（她）无限温暖和舒适。

13. 有哪些方法可以帮助患者调节心理状态？

（1）可以参加病友群活动，相互倾诉身体状况、治疗过程中出现的问题及疑问、相互支持。比起医务工作者告知患者身体可能出现的问题及感受，患者更愿意听到同路人的真实感受。

（2）通过深呼吸放松、太极、瑜伽、冥想、养生气功，进行体育锻炼也是调节心理的良好方式，可有效控制恐惧和不安。

（3）多接触大自然，人类本来就是自然的产物，在

笔记：

身体条件允许的情况下尽可能多去大自然中活动，如公园、海边、丛林、草原等。

（4）通过宗教信仰，可以找寻患者的灵性需求，做到心理平安、释怀。

（5）聆听自己喜欢的音乐，让内心平静。

（6）许多心理痛苦不是自己想摆脱就能很好摆脱的，需要心理医生的帮助，许多心理治疗方法和技术以及一些药物对改善情绪症状是非常有效的。

（7）用"过好每一天"的心态来应对疾病。努力让自己的内心永远活在当下，不要总去后悔昨天，或总去预期明天，只有将今天活好才是最真实、最重要的，避免产生过多不必要的焦虑。

（8）寻找一位相互尊重、相互信任，并能接受问任何问题的医生，问清楚治疗的副作用并为之做好准备。事先想一想可能遇到的问题，在真正遇到这些问题时更加从容。

14. 有哪些渠道可以获得安宁疗护的知识和帮助？

可以查看关于安宁疗护的书籍及电影，书籍如《相约星期二》，电影如《心灵点滴》《温暖的告别》《遗愿清单》《滚蛋吧肿瘤君》《濒临边缘的人》《最爽的一天》；也可以微信关注"安宁疗护"公众号，了解相关信息；还可以就诊北京协和医院神经外科马文斌主任、王裕教授门诊，了解安宁疗护的知识。

笔记：

15. "爱脑·协做"是个什么样的组织?

"爱脑·协做"是由神经肿瘤专业的医务工作者和志愿者共同发起的公益组织,形成于北京协和医院神经外科,成立于2019年(图42)。其核心发起人为北京协和医院神经外科现任科主任马文斌教授、护士长张毅女士、医务助理兼社工师武颀女士。"爱脑·协做"致力于凝聚医、护、社会等多方力量,搭建平台转化专业资源,以科普宣教、患友活动、志愿服务等形式,为中国神经肿瘤患者创建科学而有温度的家园。它始终保持开放立场,与专业学会、相关公益组织、其他医院及科室密切合作。服务于神经肿瘤病患,而非局限在单一科室,是"爱脑·协做"自创办之初就确立的原则。

截至目前,"爱脑·协做"在北京协和医学基金会下立有专项基金,具有合法的公益捐赠接受资质。其志愿团体也已经北京市志愿者服务联合会注册认证,主管单位为北京协和医院。志愿者主要为患者家属和社会爱心人士,已经开展的病房服务形式为不定期的手工和文艺演出活动。

笔记:

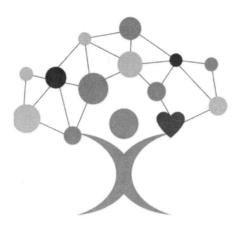

图 42　"爱脑·协做"组织